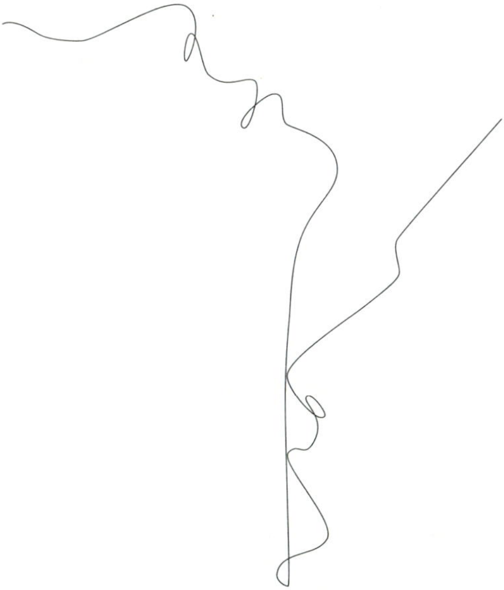

一口一口『吃掉』你

我们一起来严肃谈谈性

生命时报 编著

天津出版传媒集团
天津科学技术出版社

图书在版编目（CIP）数据

一口一口“吃掉”你：我们一起来严肃谈谈性 / 生命时报编著. — 天津：天津科学技术出版社, 2019.5

ISBN 978-7-5576-6317-9

Ⅰ. ①一… Ⅱ. ①生… Ⅲ. ①性知识－普及读物 Ⅳ. ①R167-49

中国版本图书馆CIP数据核字（2019）第071397号

一口一口“吃掉”你：我们一起来严肃谈谈性

YI KOU YI KOU “CHIDIAO” NI: WOMEN YIQI LAI YANSU TANTAN XING

责任编辑：孟祥刚　刘丽燕

责任印制：兰　毅

出　　版：天津出版传媒集团 / 天津科学技术出版社

地　　址：天津市西康路35号

邮　　编：300051

电　　话：（022）23332490

网　　址：www.tjkjcbs.com.cn

发　　行：新华书店经销

印　　刷：北京市雅迪彩色印刷有限公司

开本 880 × 1230　1/32　印张9.5　字数233 000

2019年5月第1版第1次印刷

定价：49.80元

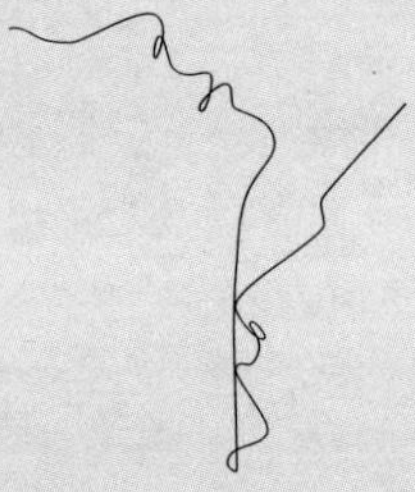

目录
Contents

PART 1

揭开性爱的神秘面纱

PART 2

探寻你的秘密花园

PART 4

性爱技巧进阶

PART 5

当性爱遇到这些事，一切都被搞砸了

PART 6

一个人也要做“羞羞羞”的事

PART 1

揭开性爱的神秘面纱

01

性爱，一辈子离不开的话题

在人类漫长的发展历程中，有一件事始终扮演着非常重要的角色，从未被遗忘，它就是“性爱”。

孔子在《礼记》里说，“饮食男女，人之大欲存焉”；西方《圣经》中说，亚当和夏娃被逐出伊甸园后，成为“人类的祖先”；影视作品中的性与爱，则是让人脸红心跳。无论是《英雄》中如月和残剑的激情片段，还是《泰坦尼克号》中杰克和露丝的一见倾情，都让故事更加引人入胜。而这到底是为什么？我们对性爱的渴望源自哪里？

现代医学通过研究证明，人类对性和爱的感觉其实是身体激素“反应的结果”：热恋期，大脑会释放一些让心情愉悦的激素，多巴胺让你欣喜若狂；肾上腺素令你心跳加速；苯基乙胺更像是一剂兴奋剂，让你手心出汗，面色潮红，瞳孔放大。可以说，没有了身体激素的参与，人就会变成毫无情感的木头人；而在这种种作用下的性和爱，则让人更加鲜活，让人的情感更加充沛。

然而，众所周知，中国文化是含蓄而内敛的，在很长的一段时间内，我们对性避而不谈，认为这是上不了台面的话题。但随着社会的发展，性与爱已经被越来越多的人正确认识，网络上对性爱的调侃和段子层出不穷，性教育也逐渐进入中小学课堂……性的话题不能被忽视，健康的性爱方式应该被提倡，科学的性爱观念应深入人心。

小学性读本太污？请摘下你的有色眼镜

2017年3月，一则微博引爆了舆论，各大媒体、孩子家长、“吃瓜群众”纷纷上线，为此争破了头。其实事情很简单。一位家长认为孩子正在使用的小学性教育课本太露骨，拍摄课本图片上传网络后，引发了热议。

对大多数家长来说，“小学性教育”是新鲜事物，一看到与性有关的词就十分敏感，认为孩子不应该过早接触。其实那只是家长对性教育的误解而已。

与我国相比，国外性教育正进行得如火如荼。

加拿大是全球青少年性活跃程度最高的国家之一。据加拿大卫生部统计，加拿大人平均在15岁发生第一次性关系，比全球平均值早了近一年；21岁的青年平均每人有5.5个性伴侣，这导致未婚生子、染上性病、因恋爱不顺而自杀或犯罪的人比20世纪80年代多了近一倍。

从2015年8月开始，加拿大安大略省教育局更新了17年未变的性健康教育大纲，要求学校从小学一年级就开设性教育课，帮助孩子们树立正确的性观念。新大纲规定，1～3年级学生学习生殖器官词语的正确表达；当生殖器官部位不适、受伤或被人恶意触碰时，正确向老师及家长求助，并表述自己的遭遇；4年级学生学习青春期的生理变化、心理调适、情感类型等；5年级学生学习生殖系统知识，如月经和精子的形成过程、如何受孕等；6年级学生学习恋爱的意义，如何与恋人相处、如何看待性取向等；7年级学生学习性行为、常见性病知识等。

除此之外，美国、英国、新加坡等很多国家都已在小学开展了性教育活动，旨在从小培养孩子们正确的性爱观念、学会保护自己不受性侵害。所以，在性教育这件事上，大人们请摘下成人的“有色眼镜”。

青春期，保护好自己才是首要目标

青春期好似一场龙卷风。由于生活水平的提高，越来越多的孩子生理成熟和情感萌动的时间大大提前，再加上社会文化以及电视、网络等媒体环境的影响，孩子很容易过早涉入成人的世界。这时候，与其让青春期的孩子们“暗中摸索”究竟如何与异性交往，不如和他们开诚布公地聊聊爱情与性到底为何物。

在青春期，女生对自己的身体变化及性没有明确的认知，对爱情也依旧懵懵懂懂，在这样的情况下发生性行为往往会给她们带来严重的伤害。所以，女生们要注意保护自己，用理智来约束自己，不为物质利诱所动，更不为虚情假意所骗。

当然，如果你已经投入到一段感情中，当感情升华到一定程度，你可能就会和喜欢的人接吻、拥抱，而此时，一些男生会提出与你发生性行为的要求。假如你不想在这个年纪和他发生性行为，该怎样面对男友的性要求呢?

此时，最重要的是坚定你的态度。如果你不想与男友发生性关系，就不可轻率地答应，也不可态度暧昧犹豫不决，要果断拒绝，尽可能在不伤害对方感情与自尊的前提下，态度坚定明确地拒绝，最好是彼此真诚坦白地说清楚各自的想法。

具体来说，你可能遇到以下两种情况。

第一种情况：

如果你是一个极有原则的女孩，具有极强的自我约束力，无论在怎样的情况下都能拒绝诱惑。那么此时你要做的绝不是板着面孔说不，更不是指责。明智的回答有很多，比如：

（1）对不起，我不能这样做。因为我们对彼此的了解还不够深入，我要对自己的选择负责任，不能这么随便，否则对彼此都是一种伤害。

（2）我现在只想和你做朋友。我希望我们能从朋友顺其自然地走到一起，你能等吗？

（3）你的话真让我感动，（半开玩笑地）但我不想听你怎么说，我要看你怎么做。

（4）现在我们都还不够成熟，我觉得等我们都成熟了，对性有了足够的了解再发生关系，也许会更好一些。

温柔却坚决，相信只要是通情达理的男生，只要他真的爱你，都会因你的坚持而接受你的拒绝。

第二种情况：

多数的女生在面对男生的性要求时会不知所措，犹疑不决，于是就在内心极其矛盾的情况下糊里糊涂地同意了对方的要求。这样的女孩有的是因为太在乎对方的感受，担心对方不高兴而不忍心说出拒绝的话；有的是因为不好意思跟对方说清楚，拒绝的态度不够坚决、明确，使男生更加想入非非。

所以，为了防患于未然，你可以与恋人来个君子协定或约法三章，日后如果他有控制不住的时候，你就于情于理都占了优势，可以果断地拒绝他。万一到了紧要关头，你既不好义正词严地拒绝，温柔地说“不”又不管用，那不妨把“大姨妈”搬出来吧，就说你正在月经期，不方便。对方信则信，不信估计也不好说什么，拒绝的目的自然达到。（注：此招立竿见影，可惜难有长效。）

一次甜蜜性爱，是情人节最好的礼物

如胶似漆的感情如何维持？为了讨心上人的欢心，不少年轻人都绞尽脑汁，送花、看电影、烛光晚餐，等等，可现实是，花开了会凋谢、电影终有散场时、美食虽好吃多也会胀……与这些“华而不实”的方法相比，性爱其实就是最简单的浪漫方式。

美国一家大型婚恋网站公布的调查显示，有大概 70% 的女性认为，一场完美的性爱是最难忘的情人节礼物，而且很多人在几年甚至十几年后依然会回味“那一次”。

对男性来说，性爱同样至关重要。统计指出，普通人平均每年做爱 103 次。可见，这种羞羞的事情大家真的没少做。美国著名男性网络杂志《男人问》曾指出，男性离不开性生活的理由有：增强身体力量、忘记烦恼、化解矛盾、减轻身体疼痛、改善睡眠、保证生殖器官健康、有利于心血管健康。从这也可见性爱的重要性。

性爱是生活的调味剂，是夫妻生活的润滑剂，是人生最快乐的事情之一。虽然它有这么多优点，可也给人们带来了不少焦虑。

比如，你有没有过这样的感受：想跟爱人云雨一番，却发现自己的“小兄弟”表现不好；刚刚进入状态，却“心有余而力不足”，早早败下阵来；渴望前戏，另一半却不解风情；性爱次数是够了，但体验一般，高潮迟迟不来……

这些有关性爱的困惑或疾病困扰了不少人，但大多数人羞于启齿，更缺乏走进医院的勇气。其实，这正是性爱观念不够正确，对两性健康问题认识不足的结果。

别急，看完这本书，你就能找到所有问题的答案。

渴望性爱，说明身心尚未老

说到性爱，人们很少谈及中老年人，似乎都认为年纪大了还说性爱就显得“老不正经”，这其实是一种偏见与歧视。

《生命时报》曾报道过“老年人成性病重灾区”，根据北京佑安医院感染性疾病诊疗中心的数据，佑安医院每天大约接诊 100 名性病病人，其中 60 岁以上的老人约占 10%。除此之外，还有媒体曾爆出“老年人成性病、艾滋病高危人群”的新闻，原因就是老年人常常流连的公园成为主要的地下性交易场所。

事实上，很多老年人仍然对性爱感兴趣，也希望能继续享受性乐趣，这是他们追求美好生活的一种表现，只是有些不正确的性爱方式毁了他们的晚年生活，甚至名誉。

人老了照样有魅力，白发和皱纹都不能阻挡人们对美的追求。可惜，绝大多数老人对性生活避而不谈，这种态度衍生出很多错误观念，进而使老年人的性需求成为一个全社会都不愿正视的问题。

任何“老人不需要性爱”“老人无法获得性快感”的想法都是片面的。科学已经证明，60岁及60岁以上的老年人中，超半数的男性与40%的女性性生活仍然活跃，很多健康的七八十岁的老年人也都可以保持规律的性生活。美国杜克大学的研究显示，65岁以上人群中，20%的人拥有比从前更好的性生活。

专家表示，性和吃饭、喝水一样，是人的自然属性，有性需求说明身心不老，是值得庆幸的事。关注老年人的性需求，才能让老年人的不安全性行为不再成为多发的社会问题。

性爱，就是一种革命。从2000年到2010年，中国夫妻的做爱次数虽然并没有大的变化，可是所采用的性技巧种类却明显增加了。与此同时，中国夫妻对于自己的性生活也更加满意了，尤其是妻子的性高潮明显地增加了。这样的“性福”局面，是一种革命性的改变。换句话说，爱是需要用心做的，这才是性生活的真谛，也是中国性文化进步的标志。

性爱是私密的，但人们总是议论不断；性爱是短暂的，可总让人回味无穷；性爱是个“体力活”，我们却愿意在忙碌一天后投入身心。究其原因，可能是因为性爱是美好生活的一部分。

《生命时报》携手多位心理学专家、医学专家，希望从科学角度为你剖析性爱心理、解读两性生理疑惑，让“性福”的风暴来得更猛烈一些。

02 性爱，这个男女皆宜的“保养品”

“今年过节不收礼，收礼只收ＸＸＸ”，这是一句家喻户晓的广告语，其中提到的产品是一款号称可以让人“年轻态”的保健品。

这个年代，女人们注重肌肤保养，每天敷面膜，吃低油少盐的健康餐；男人们忙着在健身房挥汗如雨，时不时也买瓶护肤品犒劳自己那张“老脸”。

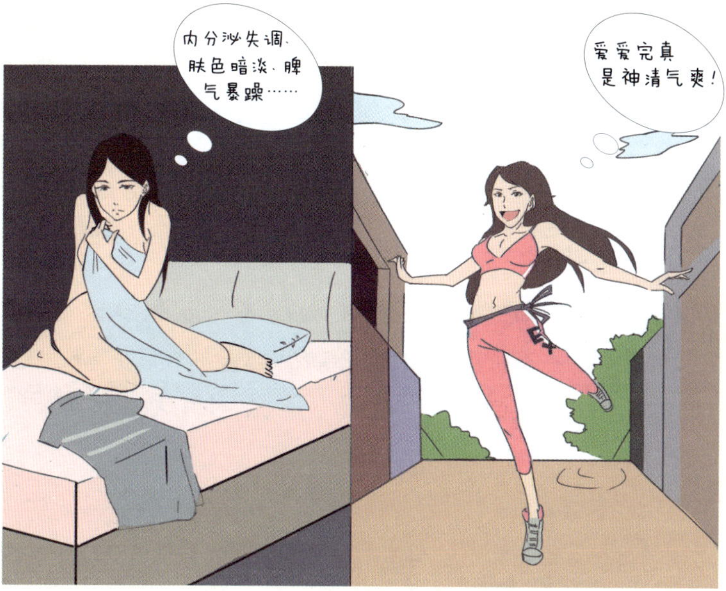
内分泌失调、肤色暗淡、脾气暴躁……
爱爱完真是神清气爽！

可以说，没有人不想保养自己的皮肤和身体，没有人不想让自己更年轻。这里，就要给你推荐一款神奇的“保养品”，它还很廉价，只要满足天时地利人和的条件，谁都可以拥有，它就是性爱。

女性年轻的秘密武器

提到“美”，亚洲人可是有“天赋”的。有一个网络段子是这样说的：亚洲有三大邪术，分别是韩国的整容术、日本的化妆术、中国的 PS 术。提到保持青春和美丽，人们第一时间想到的可能是化妆品和保养品，但其实有一种最简单有效却常常被人们忽视的保养法，那就是性爱。性爱对身体的好处从前戏阶段就已开始，性爱前的抚摸、热吻，可以加强身体的新陈代谢，提升颜值，延缓衰老。而整个性爱过程对女性的好处至少有以下 8 个。

1. 让肤色更红润

做爱过程中神经极度兴奋，血管扩张，会让人肤色更加红润，容光焕发。这种美容效果会持续数小时，而更重要的是，皮肤毛细血管能得到有效的锻炼。

2. 减少面部皱纹

即使防晒充足，面部也可能会早生皱纹。除了日晒之外，导致皮肤产生皱纹的主要原因在于血管。血管老化必然导致皮肤缺氧及营养供应不足，进而加速老化进程。性爱却可以促进血液流动，是自然且有效的防皱方法之一。

3. 让头发更健康

头发的每个发囊都与血管相连，头部血流量的大小直接决定着头发的

“内在美”和“外在美”。血流量越大，头发获得的营养就越多，头发也就更加秀美。而性爱，能有效促进头部血液循环。

另外，研究证明，每周至少做爱一次的女性，雌激素比偶尔做爱的女性要高得多。做爱时，女性体内会产生大量的雌激素，让头发更亮泽，皮肤更光滑。

4. 让乳房更坚挺

性爱过程中，双方都乐意展示更多的“绝活”。性爱具有丰乳功效，性爱中，乳房会增大 25%，乳头高度也会增加。

5. 增添自信和性感

性爱之后，人的步态会更优雅，昂首挺胸，自信倍增。自信的人最性感、最有魅力，进而会形成“性爱—自信—性感”的良性循环。

6. 缓解压力

性爱是最好的压力释放剂之一。从前戏到达性爱高潮的过程其实是学会放松和呼吸的过程，经常做爱会使性爱的安慰效应逐步积累，进而达到长期解压功效。

压力越小，越有益于美容。性爱 3~20 分钟都属于正常，而即使时间短，也会有益身心，甚至有益于之后几天的生活。

7. 性爱是有效的健美锻炼法

尝试不同性爱姿势是很棒的有氧健美运动，有益塑身。从锻炼血管的角度看，做爱与健身有异曲同工之妙。性爱越多，健美效果越好。

8. 性爱是“不老泉”

荷兰研究人员调查发现，性生活较规律的中年人比其他“无性”同龄人看起来年轻 12 岁。性生活正常的女性，其容貌及心态会年轻 2~8 岁。夫妻经常做爱，有助于延年益寿。

男性健康的超级法宝

为什么大家喜欢用“色”形容男性？难道每个男人都逃不出“被下半身掌控”的命运？无数男性用自己的经历给出了答案：是的。走在路上，迎面走来一个美女，你脑子里可能就已经幻想过了和她的所有姿势。

有一本书《男人除了性还想什么》（*What Every Man Thinks About Apart From Sex*），一经上市即被抢售一空，为了搞清楚男人“思想的深度”，大家都纷纷购买，而里面的内容……每一页都是空白！作者想以这种后现代的方式说明，男人除了性，什么都不想！

但科学研究也表明，“好色”其实不是男性的错，性是男性生命中极为重要的组成部分，和谐的性生活能让男性更健康。

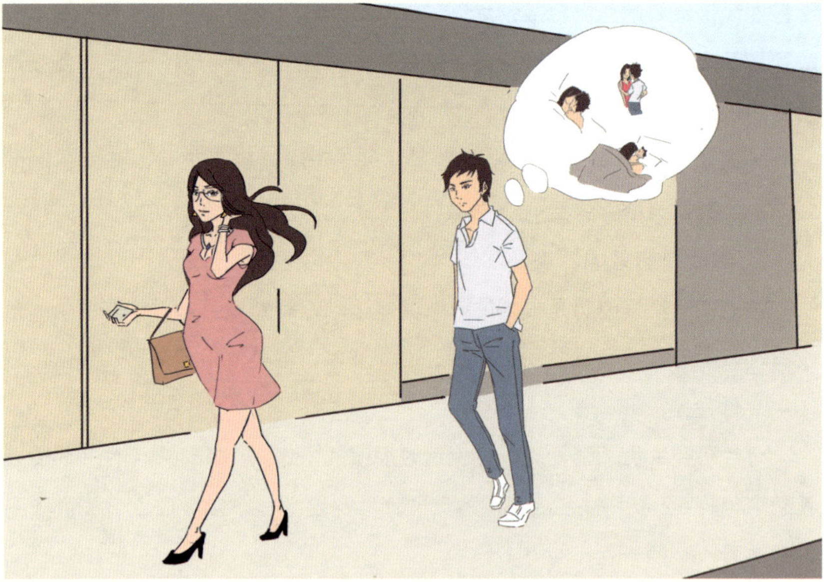

1. 让男性血管通畅

英国一项研究发现，对男性而言，性爱具有护心功效，每周做爱 3 次可使男性心脏病发作的风险降低一半。

2. 降低患前列腺癌的风险

有规律的性生活可以降低男性罹患前列腺癌的风险。美国国家癌症研究所发现，平均每月射精 21 次的男性比平均每月只射精 4~7 次的男性罹患前列腺癌的风险低 33%。

3. 让男性睡得香

对男性而言，一次 5~10 秒的强烈性高潮，相当于服用 2~3 毫克的安定，有助其快速入睡，也怪不得大家都喜欢睡前“爱”一次。

4. 让男性变快乐

性爱有助于促进大脑分泌内啡肽，这种激素可以让人产生欣快感，愉悦身心，这一点对于喜欢把情绪掩藏起来的男性尤其重要。

5. 帮助男性保持体形

性爱是一种极好的全身运动，可以增强腹部、背部和盆底肌肉群力量，激情 1 小时大概可消耗热量 100 千焦，性生活较频繁的男性，很容易甩走“将军肚”。

03

对另一半的态度，决定你的“性福”指数

“男人来自火星，女人来自金星”，美国著名心理专家约翰·格雷用整整7年时间调查2.5万人后，阐述了在婚恋关系中男女存在着天壤之别的理论，他提出的“男人想要性，女人想要爱”的说法也流传于世界各国，但事实真的如此吗？

科学家在对男女大脑进行扫描后发现，在两性关系中，不论男女都渴望着肉体的享受和情感的满足。他可以是孔武有力的大男人，也可以是温柔细腻的小暖男；她可以是火辣剽悍的女汉子，也可以是小鸟依人的萌妹子……

一千个人有一千种性格，正是这种未知，才让人对“性”这件事欲罢不能。可同样地，也正是因为每个人都有自己的性格，他们在两性关系中所表现出的角色、地位和“性”格也千差万别，而这却是影响幸福的关键因素。

下面，我们就一起来看看，不同性格对感情生活究竟有什么影响，你的幸福究竟是如何被“性”格掌控的。

你的幸福，被“性”格掌控

伴侣对婚恋和性爱的态度，决定了两性关系的走向，而以下这 7 种男女都可能表现出来的“性”格，会对婚恋生活产生重要的影响。

1. 领导者

表现 在两性关系中常发号施令，大事小情都要掌握主导权。

建议 凡事都要做主宰，一定程度上会剥夺对方作为主动者所能体验到的欢乐，久而久之就会让对方感到受压迫。这类性格的人，不妨试着时常放权给伴侣，让双方都能体验到主宰与被主宰的乐趣。

2. 执行者

表现 对伴侣唯命是从，不管自己心中有何打算，都对对方的要求欣然允诺。即便自己不愿意，也会不自觉地放下己见，配合对方。

建议 取悦对方不代表必须压抑自己，一味地忍让只会加剧你内心的压抑，一旦爆发就会造成无法挽回的后果。因此，当你出现不良情绪，就要说出自己的想法，适当地对伴侣说“不”。

3. 心灵至上者

表现 要求伴侣时刻表达对自己的爱意，甚至不允许对方有性幻想。

建议 这类人其实在内心强烈渴望着你侬我侬的爱情，所以如果伴侣稍有冷漠就会感到懊丧。这类人可以试着培养自己的兴趣爱好，将一部分精力放在其他事情上，而不是将全部心思都放在吸引伴侣的注意力上。

4. 实用主义者

表现 认为婚恋的本质是“搭伙过日子”，匆忙地生活而忽略了情爱。

建议 快节奏的生活确实让人很难踏实下来思考爱的真谛，面对这种情况，最好的方式就是和伴侣定期预约兼具情感和肉体的性爱，在充分的性爱后，抛开周遭的烦恼，专注于二人世界。

5. 浪漫主义者

表现 追求浪漫气氛和偶像剧中童话般的爱情，要求伴侣表现得十全十美。

建议 好的婚恋不是完美的，而是两个不完美的人因为彼此而成长。过度追求理想的状态往往累人累己，所以你最好放下身段，给爱情增添一些生活的烟火气，把伴侣当作一个真实存在的人，而不是幻想中的存在。

6. 循规蹈矩者

表现 对生活没有激情，按部就班地恋爱、结婚、生子，一切都是规规矩矩的样子。

建议 再美的事物也会有让人审美疲劳的时候，多些创新和花样才能让两性关系越来越好。你可以时常为伴侣准备一个小惊喜，或与伴侣偶尔逃离当下的生活来一次短途旅行，重拾对生活的热爱。

7. 探险者

表现 总想尝试新花样，想体验多种模式的两性关系。

建议 尝鲜不为过，能为生活增分添彩，但过于频繁的创新和探险则可能使伴侣疲于应付。你最好能找到适合自己的相处模式，以让两人都感到轻松、愉快的方式相处。在表达上也应注意分寸，不要总是说“为什么我俩不能……”，而应说“如果咱俩试试……，我觉得会很好”。

对每个人而言，并不是一生只会固守一种“性”格，年龄变化、工作调换、生儿育女等都可能影响你的“性”格。人们常说，婚姻就像鞋子，只有穿的人才知道合不合适，所以，双方更要不断在平等的基础上适时沟通，让两人的婚姻走得更远、更完满。

男女找不同，啪啪更从容

虽然男女在“性”格上区别并不大，但生理上可是相距千里，而充分了解你和另一半的身体，是迈向“性福”生活的第一步。

1. 幻想不同，及时交流来激情

《金赛性学报告》指出，67% 的女性经常会产生性幻想，男性性幻想的频率更高。

男性的性幻想往往带有征服的性质，对象通常是身边最能勾动他情欲的人，或是他认为最有魅力的人；女性的性幻想更多是出于情感需要，经常出现浪漫的地点，例如海岸、瀑布和森林等。

伴侣彼此交流自己的性幻想，是一种高级的调情方式，会增进彼此的关系。因为如果一个人知道自己的伴侣想要什么，就能有针对性地打造更完美的浪漫生活。

2. 时间不同，选好 3 个黄金点

《美国性爱调查报告》指出，早晨 7 点，男性和女性体内的性激素都处于较高水平，是一天当中做爱最容易获得高潮的时候。上午 10 点，男性和女性的欲望都处于一天中的最低谷；下午 2~4 点，是男性白天中情欲最活跃的时候；晚上 10 点是女性最想“爱爱”的时刻，而男性此时已经开始乏累了。

要想获得美好的性感受，选对性爱时间非常重要，毫无疑问，清晨、中午、晚上 7~9 点就是男女双方性欲最合拍的时间段。

3. 高潮不同，增加前戏更合拍

男性性兴奋来得急促，一般 2~6 分钟便进入高潮；而女性的性欲望产生缓慢，程度较弱，性兴奋出现较迟，多在 10 分钟以后达到高潮。

“男快女慢”“男急女缓”是一种生理现象，但可以通过前戏打造共赴高潮的生命大和谐。男性需要通过谈笑、抚摩、接吻等方式激发伴侣的情欲，而女性爱抚时则尽量避开男性的敏感区，不断磨合，找到属于你们二人的专属节奏。

4. 感受不同，赤裸相见增默契

调查显示，86.22% 的男性希望另一半与自己“赤诚相见”，而 40% 的女性不愿意让对方看清自己的裸体。

裸还是不裸，完全取决于你们两个人的喜好。对女性来说，在浪漫的灯光下，偷偷看他的欲望和贪婪，自己的高潮也会加倍；对男性来说，主动给卧室装一盏亮度可调、光线柔和的灯，关键时刻，在她耳边轻语“亲爱的，打开灯，让我好好地亲亲你”，相信没有女性会拒绝这样美好的时刻吧。

给你的婚姻做个年检

浪漫激情期：婚后 1~2 年

重点年检项目：基本价值观、人生态度

一般来说，新婚夫妻往往眼里只会看到对方的优点，也不愿意把自己的缺点暴露给对方，而这恰恰为日后漫长的婚姻埋下了不定时炸弹。

在这个阶段，夫妻二人应当加强沟通和交流，把自己基本的价值观、人生态度坦诚地告诉对方，不要害怕在爱人面前暴露自己的缺点。同时，要学会一分为二地看待对方的不足之处，这样才能让婚姻更加稳定地步入正轨，避免在婚后幸福度瞬间“跳水”。

磨合期：婚后 2~7 年

重点年检项目：性格、生活习惯、处理问题的方式以及婚姻的底线

大多数处于磨合期的夫妻，虽然没有出现出轨等背叛婚姻的行为，却总是小吵不断。这是因为此时双方对彼此的性格还不够了解，还不能完全接受对方的生活习惯，不能兼顾双方的公平，也不明白各自的婚姻底线是什么。

这个阶段，夫妻间应通过常态化的沟通模式，创造一个公平、互信的婚姻环境。产生矛盾后，双方都要适度迁就对方，重要的问题要先和对方商量；在如何对待彼此的父母这一问题上，两人一定要达成共识，并且不要随便改变你们的决定；家务活最好两人共同承担，如果一方因为工作等原因不能分担，也一定要给对方以关心和问候，并偶尔制造一些小浪漫来弥补。

事故多发期：婚后 7~16 年

重点年检项目：家庭矛盾的来源、培养孩子的基本方针、家庭未来的规划

在婚姻稳定后，男性往往会将感情转移到工作、朋友上，而女性则会更加注重孩子和家庭，同时更需要男性的呵护。

在这个阶段，一定要充分提高沟通的有效性。在忙碌的生活中，夫妻往往很难像开会一样进行正式的交流，所以不妨利用洗漱、吃饭、逛街等琐碎的时间进行沟通，或通过留言和网络交流的方式沟通。如果条件允许，夫妻最好定期去旅游，哪怕就在郊区找个度假村小住一晚，对改善婚姻关系也大有好处。

平淡期：婚后 16 年以上

重点年检项目：性生活满意度、婚姻忠诚度和家庭责任感

夫妻二人要学会给婚姻保鲜，努力在平淡中寻找激情。所以，在这一阶段，不妨试着“重走青春”，再谈一次恋爱。妻子要注重自身外表和内在的提高，通过穿漂亮的衣服、改变外在形象来引起丈夫的注意。夫妻二人可以培养一些共同爱好，一起读点婚姻辅导类的书籍。还应多关心彼此的健康，可以一起出去锻炼，从运动中提升感情。

PART 2

探寻
你的秘密花园

01

没有这样一张性爱地图，性爱高手也会迷路

怎样才算性爱中的高手？浴室里蒸汽萦绕的缠绵；电影院里偷偷开始的皮肤接触；灯光昏暗，柔软舒适的大床上，性感撩人的姿势……你以为这就是一场性爱的完美铺垫？

不，其实这还算不上一个完美的开始，真正能开启"性福"的开关藏在你和爱人的身体里。对它们每一次精准而又恰到好处的触碰、抚摸、亲吻，都能一步步激发你们的性欲，直到将你们推向真正的高潮。在这条路上，你会发现：再深入，再猛烈的出击，都比不上一次"对"的前行。

如果把性爱中让人敏感、兴奋，甚至发狂的部位列一个清单，就相当于找到了通往"性福"的宝藏地图。在这张地图上，G 点堪称枢纽地带。但你知道吗，敏感部位不止 G 点一个，也就是说，如果你只知道 G 点，那么对不起，你很可能会在探险途中迷路。

人类从来没有停止过对敏感地带的探索，G 点、乳头、大腿内侧等，都是人们逐渐发掘出的性兴奋点。过去，人们普遍认为敏感处是固定不变的。但事实上，人身上的性敏感部位有 50 多处，而且越用越灵活，越刺激越敏感。

没有什么能够阻挡，我对 G 点的向往

G 点又称为“高潮点”。1950 年，德国著名妇产科医生格拉芬伯格第一次在研究报告里指出，在女性阴道内部上方数厘米处，有一块指甲大小的区域，刺激这里能帮助女性达到高潮。

现代研究认为，G 点存在于女性尿道和阴道之间，在阴道前壁靠阴道口 2~3 厘米处，也就是女性阴道从外向内的 1/3 处。 性兴奋前，它只有一粒黄豆那么大；性兴奋时则会肿胀起来，很容易摸到。摩擦这里能让女性获得高潮，有助于提高女性对性生活的满意度。

小贴士

采用后趴式、女上男下，或女下男上（女性把脚抬到男性肩膀上）等体位，比较容易刺激到 G 点。

要强调的是，知道了 G 点并不等于掌握了性爱敏感带，也并不代表掌握了让女性达到高潮的制胜法宝，因为性高潮与 G 点并不是一回事。前者是男女双方在爱爱过程中身体与心理的愉悦反应，强调的是情与性的结合，而不是单纯地找到后者并刺激它那么简单。 而且，也不是所有的女性都存在 G 点。研究认为，可能只有 10%~40% 的女性拥有这份来自先天的“小礼物”。

你的性敏感部位在哪里?

每个人都希望在性爱中能和对方一起到达愉悦的最高点，这其中的技巧其实就藏在我们的身体上。

英国威尔士班戈大学与南非大学的科学家曾共同进行过一项研究，调查男女的性敏感部位及敏感程度。他们对英国和南非的居住者发放问卷进行调查，让被调查者对人体 41 个部位的性敏感程度进行打分。

结果发现，除排在首位的“私处”外，男女身上还有一些明显的性敏感部位，只要对这些部位进行些许轻柔的刺激，就能激发起对方的爱欲。其中，性敏感度高的部位有嘴巴、脖子、乳头等，而性敏感程度得分倒数第一和倒数第二的分别是双脚和膝盖。

这一发现打破了长期以来很多人笃信不疑的“脚与私处之间存在性感觉关联”的性快感理论。

该研究的另一发现是：男性拥有几乎和女性一样多的性敏感区域，这打破了过去人们认为男性只有阴茎一个性敏感区的认知。班戈大学心理学教授奥利弗・特恩布尔说：“很多人认为，女人的身体充满了

男女主要性敏感区排行

男性	
敏感区	得分（总分10分）
私处	8 分
嘴巴及嘴唇	7 分
大腿内侧	5.8 分
脖颈	5.6 分
乳头	4.8 分
腰部	4.8 分
肚脐眼	1.6 分
前臂	1 分

女性	
敏感区	得分（总分10分）
私处	9.5 分
嘴巴及嘴唇	7.9 分
脖颈	7.5 分
乳头及乳房	7.3 分
屁股	4.5 分
胯部	3.5 分
膝盖	1.5 分
脚	1 分

性敏感区，而男人则只有一个显而易见的性敏感区，那就是阴茎，这其实是个误会。”

要注意的是，这个敏感部位排行榜并非万能药。每个人的敏感带不同，即使是同一个人，在不同的年龄段，甚至是生理周期的不同时段，性敏感带也会发生很大变化。因此，获得快感的方式也应该因人而异。在爱爱时，如果伴侣的触摸能让你身上的某些区域感到“快乐”，那么，这些区域就是值得你关注的性敏感带了，下次，请尽情地刺激它们吧。

人体性敏感地图，为你导航

美国一个性学网站刊登过一篇性爱学家撰写的文章，其中有一幅男女通用的“人体性敏感地图”，从头到脚揭示了人体多个部位的性兴奋点。刺激、挑逗、抚摸或玩味这些敏感点，可以给伴侣带来愉悦感，让性爱水到渠成。下面列举了“人体性敏感地图”中 9 个性敏感度较高的部位，一起来看看如何针对这些部位挑起伴侣的“性趣”。

1. 耳朵

指尖沿着伴侣耳朵边缘滑动抚摸，轻轻按摩或轻咬耳垂，伴随亲密性感的低语，将气息轻轻吹至伴侣的耳朵，这些都有助于唤起伴侣的“性趣”。

2. 头部

人人都喜爱头部按摩带来的愉悦感。与爱侣共浴的时候，帮伴侣洗头有助于增强感官刺激。女性喜欢伴侣轻触自己的头皮，而男性则偏爱有点力度的头部按摩。

3. 嘴唇

一个充满激情和强烈欲望的亲吻往往会让人难以抗拒。女性喜欢长吻，男性则偏爱深吻。亲吻伴侣的时候，动作要快慢强弱交替，正确把握亲吻的节奏。

4. 脖子

接吻的过程中，抚摸伴侣的脖子会让体验更完美。爱抚脖子，既是表达爱意的方式，又可唤起对方的激情。超过半数的女性表示，她们喜欢爱人用手抚摸或是用嘴亲吻自己的脖子。因为这个部位，皮肤相对来说比较薄，颈脖附近神经也相对丰富，爱抚这里更容易使人产生一种心动的“痒”感，让人欲罢不能。

5. 乳房

女性的乳房是最令男性着迷的部位，也是女性的强敏感区。抚摸、轻揉、亲吻胸部，不仅对男性来说是极大的刺激，同时也可唤起女性强烈的欲望，是一个能使爱侣双赢的方法。

6. 腹部

腹部是适宜温柔摩擦、亲吻的性敏感区。腹部距离私处这一“主性敏感区”很近，刺激这里无疑会激起伴侣的性欲及对性爱的期待。

7. 私处

私处是性爱的主阵地，男性的私处敏感部位包括阴茎和睾丸，女性的私处敏感部位则包括阴道和阴蒂。不过，在专注刺激私处之前，最好有充足的前戏作为铺垫。

8. 大腿内侧

与腹部一样，大腿内侧距离私处也很近，也是非常敏感的部位。抚摸大腿内侧可增强性快感，加速性唤起，这一点对男性尤其适用。

9. 双脚

揉捏和按摩足部可让伴侣放松身心，轻揉爱人的脚底和脚趾对刺激性欲具有神奇的作用。

小贴士

除了对人体的性敏感区域有所了解，你还要知道，刺激爱人敏感部位的动作也具有一定的技巧性和多样性。

手部动作 使用手指或手掌揉搓、抚摸、挑弄、按摩伴侣身体不同的性敏感区。

嘴部动作 用舌头、牙齿和嘴唇舔吻、吮吸、轻咬伴侣敏感部位。

人在性敏感区受刺激时反应的强弱和对性刺激手段的喜好因人而异，而爱侣之间，只要经过一段时间的摸索，就可以发现对方及自己身上独特的性敏感区。有的放矢地多刺激这些关键敏感部位，有助于和伴侣更好地享受性爱乐趣。

越怕痒，越敏感

生活中，怕痒的人很多，很多人都特别抵触别人碰自己的腰、背等部位。其实这是件好事，因为这说明你的身体对爱抚特别敏感。

美国加利福尼亚大学的性学家通过研究发现，人体越是怕痒的地方越敏感，性爱时刺激这些地方更容易调动起性欲。

找到这些怕痒的部位，并正确有效地刺激它们，能让你和伴侣的性生活变得更加和谐。而最好的办法是用嘴唇和舌头，通过亲吻慢慢探索、开启这些性敏感区域。从额头开始，慢慢亲吻对方的脸蛋、嘴唇、脖子，而后是耳朵后面。亲吻时一定要温柔，先用嘴唇碰一下，然后用舌头湿润一下，还可以用牙齿轻轻地咬一下。在亲吻的过程中，“痒”的感觉会渐渐被性快感所代替。

除了大家较熟悉的性敏感区，以下这些人们常因为怕痒而忽略的部位也非常值得伴侣相互开发。

（1）耳朵。轻轻地对着耳朵吹一口气，就可能会激起对方的性欲。

（2）腋窝。此处神经十分敏感，从手臂内侧开始，逐渐亲吻到腋窝，这样做常常能激发起伴侣强烈的性反应。

（3）脚底、膝盖上方和膝盖弯处。这些怕痒的部位也是性爱的“开关”，一旦受到刺激，就能很快调动起伴侣对性爱的积极性。

在性爱的寻宝世界里，千万不要迷路哟。

02 塑造完美乳房，瞬间抓住他眼球

一年一度的“维密大秀”每次都能紧紧抓住媒体和大众的目光。T台上，一个个向观众走来的模特那曼妙的身材让人完全挪不开眼睛，而其中最引人注目的焦点之一就是模特们傲人的胸部。这很容易理解，因为乳房是女性身体上最柔软、有弹性、有曲线美的部位，而且男性对它有一种天生的渴望与迷恋。

什么样的乳房最迷人？

自古以来，乳房就被看作女性身体的象征，不论是古希腊艺术家雕刻的裸体女性，还是文艺复兴时期欧洲画家创作的美丽女神，都有一对完美的乳房。

乳房不仅是女性用来哺育后代的工具，更是女性散发魅力、对男性进行性吸引的重要部位。研究发现，对于女性的身体，40%的男性认为乳房最让人着迷。而为了吸引自己的伴侣，每位女性都希望自己拥有一对完美的乳房。可究竟什么样的乳房才是最完美、最有吸引力的呢？

有人认为，越大的乳房越完美。其实，最完美、最有吸引力的乳房除了大小适度，还应具备以下几个特点，以使其与身体形成和谐统一的整体，使女性突显出特有的流畅、圆润、优美的曲线美。

1. 坚挺的半球形

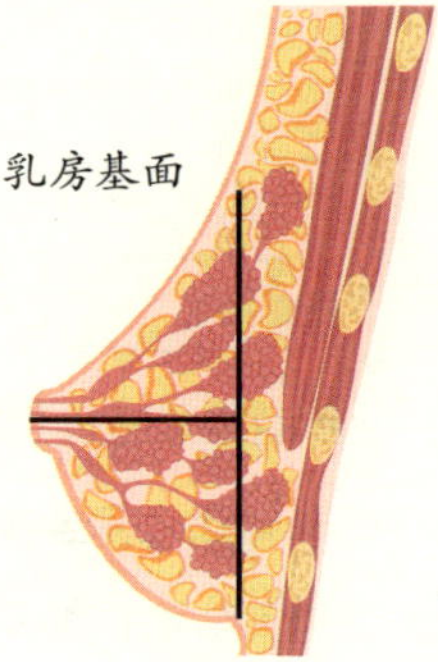

比较理想的乳房应该呈半球形，并且比较坚挺。一般来说，乳轴（由乳房基底面到乳头的高度）的高度为 4~6 厘米，约为乳房基底面直径的 1/2，这也就是说，半球形的乳房是中国女性最美的乳房。

一位整形外科医生曾对中国部分未婚年轻女性的乳房进行过测量，发现身高为 1.6 米的女性，其乳房标准容积应为 150~350 毫升。生活中，人们总以为乳房越大越好，其实不然，以上数据表明，中国人最理想的乳房大小应该是 B~C 罩杯。

2. 双侧基本对称

双侧乳房的大小、形状、位置基本对称才为最美。乳房的位置应该高一些，通常是从第二根肋骨延伸到第六根肋骨的范围；乳头则位于第四根肋骨上下，也就是差不多在两大臂中点的连线上。

此外，两锁骨中间凹陷的地方（胸骨上凹处）和两个乳头的连线，若能呈正三角形，那么乳房便是最理想、完美的形态。

3. 柔软富有弹性

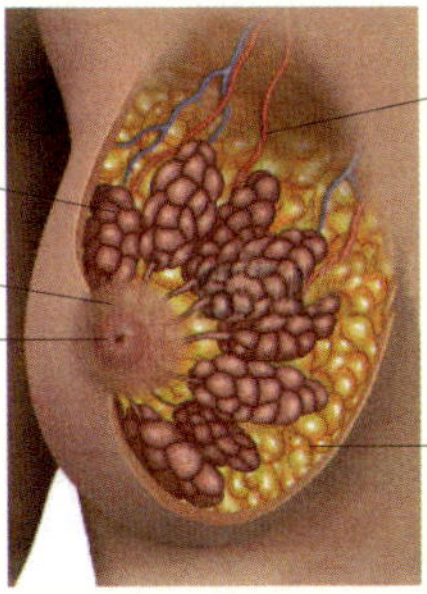

女性乳房解剖图

乳房由结缔组织、脂肪组织和乳腺等构成。结缔组织对乳房起支撑和固定作用，乳腺组织的功能则是分泌乳汁，它们虽然都比脂肪韧性高，手感却没有脂肪好。所以，脂肪的比例越高，乳房的手感就越好，越有弹性。

不过，随着年龄的增长，特别是女性生育和哺乳后，乳房内脂肪的比例会相应降低，乳房的弹性和手感也会相应变差。

4. 乳晕为粉褐色

调查显示，多数人认为理想的乳头、乳晕（乳头周边的深色肌肤）应该是粉褐色的。乳头为均匀的圆柱状，且略向上扬，两侧对称，直径一般在0.6~0.8 厘米之间。但现实生活中，有些女性由于先天及哺乳等原因，会出现乳头内陷，或乳头、乳晕色素沉着，乳头肥大等现象，从而影响乳房整体的美感。

关于乳房的 7 个秘密

乳房是女性身体最柔软、有弹性、性感，并富有曲线美的部位之一，它除了可以唤起男女双方的性欲，也能突显出女性美丽和温柔的气质。下面我们一起来看看关于女性乳房 7 个鲜为人知的有趣事实。

1. 左侧乳房通常稍大

大部分女性左侧的乳房都要比右侧的大。乳头的大小也不尽相同，而且形态各异。

2. 乳晕上有毛发

男性听到这个描述也许会觉得有点扫兴，但这是事实。女性的乳晕上几乎都长有 2~15 根暗色、直立的毛发。女性皮肤和头发的颜色越深，乳晕上毛发的颜色也越深。有些女性乳房上还会长黑头、粉刺和小脓疱，所以要对乳房进行特别护理，保持清洁。

3. 乳房的平均重量是 500 克

成年女性每个乳房的脂肪量相当于身体总脂肪量的 4%~5%，因此，一个体重 50 千克左右的普通成年女性身体总重量的 1% 就是其乳房大概的重量。

女性的乳房会随着年龄增长、身体成熟而变得越来越丰满。不过，需要注意的是，吸烟的女性乳房更易松弛下垂。

4. 性爱时乳房会增大

当女性的性欲被唤起时，乳房会显得紧绷，体积也会增大。

5. 乳房不喜欢上下弹跳

猛烈晃动会让乳房感觉疼痛，因此女性应该穿适合自己胸型的内衣，避免过于激烈的弹跳运动。

6. 趴着睡乳房会变形

经常趴着睡觉很可能导致乳房变形。因此要注意保持正确的睡姿，以保持乳房的坚挺和形状。为避免乳房变形，女性的最佳睡姿是侧睡。对乳房有绝对完美追求的女性睡觉时可以在乳房下面垫个枕头，以便使它获得足够的支撑力。

7. 全球超过 200 万的妇女拥有假乳房

据调查，女性隆胸的平均年龄是 34 岁，但并不是每个接受过隆胸手术的女性都对手术结果表示满意。

4 个习惯，拥有圆润、挺拔的完美乳房

拥有一对让人羡慕的乳房其实并不难，只需做到以下几点。

1. 正确饮食

乳房的大小、形态并非不能改变，女性可以通过多吃促进乳腺发育的食物，如大豆、猪蹄、核桃、牛奶等来丰胸，特别注意要保持一定的热量摄入，否则，乳房内的脂肪含量降低，弹性就会下降。

2. 正确佩戴胸罩

胸罩作为女性的“密友”，有时也会偷偷扮演“乳房杀手”的角色。乳腺研究专家告诉我们，胸罩尺寸太大，会使乳房下垂，也起不到托胸的作用；而尺寸太小，穿起来胸部又会有压迫感，不利于透气，严重时还会影响乳房的血液循环及淋巴的正常回流，使胸部的“毒素”排不出去，导致乳腺炎或乳腺增生，甚至增加患乳腺癌的概率。

因此，佩戴胸罩应该遵循以下几个原则：

首先，戴胸罩的时间不宜过长，每天不宜超过 8 小时，更不宜戴着胸罩睡觉。

其次，胸罩要选择棉质的，且最好不要带有蕾丝。因为蕾丝多是由涤纶、尼龙和氨纶制成的，可能会引起皮肤过敏，对哺乳期女性来说，严重的皮肤过敏还可能会导致输乳孔或输乳管堵塞，造成泌乳障碍或乳腺炎。

再次，要注意胸罩的尺寸，乳房与胸罩之间要能容纳 1~2 根手指，其大小要穿起来感觉舒适。切记，胸罩不能太紧，尤其是有钢托的胸罩，胸围尺寸一定再大一些。

最后，要选择适合自己身形、状态和年龄的胸罩。例如，胸部较大的女性，胸罩肩带要宽一些，否则会使肩部的承托力度不均匀，长此以往会导致

背部疼痛或胸部下垂；哺乳期的女性一定要戴胸罩，否则胸部会更容易下垂；50 岁及以上的女性切忌戴有钢托或纤维质地的胸罩。

3. 注意避孕

人流会扰乱人体的生理节奏，会造成体内雌激素水平失衡，导致乳房松弛下垂、乳晕色素沉着等。如因现实或客观原因不宜怀孕，应注意避孕，常见的避孕方式包括口服避孕药、使用安全套、安全期避孕法、体外射精等，但需要注意的是，无论使用哪种避孕方法，都有一定的受孕概率。

4. 有规律地进行性生活

在性生活中，女性的乳房就像激情催化剂，能让伴侣更完美地享受性爱过程。同样，性爱对维持乳房健康也有着不可替代的作用。

性爱是夫妻间最全面、最亲密的接触方式。正常性生活中，女性进入性兴奋点时，乳头会竖起，乳房表面充血，整个乳房都会胀大；到了性兴奋持续期，乳晕充血，乳房胀大明显，其体积可比平时增大 1/4；到了性高潮期，乳房胀大达到最高点，随后，乳房充血减退，恢复原状。

这一周期性的变化与生育、哺乳一样，是对乳腺功能的一种良好调节，有利于促进乳房内部的血液循环。

如果女性性爱频率太低或性欲低下，就会缺乏这种调节，使乳房长期处于抑制状态，不发生充血、肿胀的周期性变化，女性患乳腺疾病的概率也会增大。

另外，性爱还要有规律。现在很多女性常常乳房疼痛、发胀，摸起来感觉有小颗粒，这些问题大多与性生活频率不正常有关。通常，如果性爱频率恢复正常，这些不适症状也会得到明显改善。

对待乳房，请温柔些

进行性生活的过程中，男性是维持女性乳腺健康最好的“帮手”，而这时，男性只需做好一件事——按摩。

适当的胸部按摩可以舒缓女性乳房的紧绷感，使乳房更加丰满，避免肌肤松弛，延缓乳房衰老。温柔的动作还可以使女性因兴奋而进入乳房胀大、充血和充血减退的周期性变化过程。

进行性生活时，男性可用双手托住伴侣的乳房，轻轻上推，再从外侧往内按摩。需要提醒男性的是，切忌动作粗暴。乳房是女性的性敏感区之一，如果男性动作过于猛烈，对女性乳房揉捏力度过大，很可能会导致女性乳房内部出现损伤。

1. 爱抚乳房

当男性爱抚女性乳房时，女性大脑会释放出催产素，有助于拉近彼此的距离，增强夫妻亲密感。为使爱抚乳房达到最佳效果，可以采取女上位式，女性用手臂搂住男方的脖颈，双乳靠近男性的胸口。

2. 挑逗乳房

跟男性的阴茎一样，女性的乳房也会“勃起”。挑逗乳房时先不要抚摸它，可以将手指轻轻放在女性的胸口，然后慢慢向两侧乳房的方向移动（但不触及乳房），边移动边轻轻画圈。这种挑逗式的爱抚虽然几乎不触及乳房，却能够有效刺激乳房的毛细血管和皮下神经，使女性的性兴奋感油然而生。

3. 享受新感觉

性爱中，偶尔用一些其他的物品接触乳房也可以让女性产生美妙的感觉，如柔软的运动衫、凉爽的润肤油、顺滑的丝织品等都是不错的选择。此外，男性还可以用羽毛逗弄，或在女性双乳上轻抹护手霜，以增进女性的性兴奋感。

4. 关注乳晕

虽然乳头最能吸引男性的眼球，但它却不是女性胸部最敏感的区域，事实上，乳晕才是最敏感的区域。因此，男性可以多关注和刺激女性的乳晕。

5. 温水按摩乳房

温水洗浴可加快皮肤表层血流速度，提升体温，进而使皮肤对触摸更敏感。因此，不妨时常来个“鸳鸯浴”，尽情感受戏水带来的欢愉。男性可以将沐浴露涂抹在女性的乳房上，双手连同温水滑过乳房的感觉会使双方性欲骤升。

6. 乳房尺寸不同，按摩手法各异

乳房按摩的关键在于根据乳房的大小采取不同的按摩方式。乳房越大，脂肪细胞越多，因此按摩力度也要相对增大；如果乳房较小，男性可用双手把乳房挤压到一起形成撩人的乳沟，然后轻轻按摩。

一个鲜为人知的事实是，无论女性的乳房有多大，其具有的神经末梢都同样多，女性都可感受到同样多的快乐。

03

女人那里到底有多深？男人都想知道的秘密

有一部著名的话剧《阴道独白》，它讲述了不同年龄、职业、性倾向、种族的女性的故事，被视为新一代女性的圣经，其上映也曾在不同国家引起过轰动。而这部话剧的作者伊芙·恩斯勒曾在一次采访中说，在世界上的各种语言中，“阴道”这个词都让人觉得害怕，好像说出这个词就玷污了空气。

的确，在平时的生活中，“阴道”是一个让人不太能说出口的词，也没有多少女性可以在公众场合坦然自若地说出这个词，就像在谈论哪件衣服好看一样。也许，正是因为这种“禁忌”，才导致阴道明明是女性身体最重要的性器官之一，人们对它的了解却远远不够。

阴道是由黏膜、肌层、外膜组成的肌性管道，它连接着子宫和外生殖器，是女性身体的重要部位，也是进行性生活的部位，同时还是排出月经和分娩出婴儿的通道。而不论是为了身体的健康，还是为了性生活和谐，我们都该来好好地了解一下阴道了。

关于阴道的 8 个有趣事实

不仅男性会对女性的私密部位感兴趣，女性对自己的私密部位也很感兴趣。为此，我们盘点了阴道一些有趣的特征和功能，让人们在满足好奇心的同时，也能更好地了解这一性器官。

1. 受到刺激，阴道会明显变大

女性阴道的平均长度为 10 厘米，听起来似乎有些短，无法同爱爱时男性威猛雄壮的阴茎匹配，但实际上，当女性的性欲被唤起时，阴道的长度会明显增加，同时宽度会迅速缩小，能够“紧握”男性勃起的阴茎——人体就是如此奇妙。

2. 同脸部皮肤一样，阴道也会生皱纹

随着女性年龄的增长，阴道的容貌也会变得“沧桑”。随着逐渐变老，女性体内雌激素减少，阴唇将会不如以前那样丰满肉感，原本肥嘟嘟的阴唇将会变小，并逐渐松垂，颜色会变黑或变浅，同时阴蒂也会变小。不过，这些变化并不影响性快感。

3. 阴道能自我清洁

有人担心性爱会导致细菌等不干净的东西进入阴道，于是频繁使用各种洗剂进行清洗，其实，阴道有自我保护的能力，

天生具有自净功能，根本不需要人为清洗。阴道分泌物中的黏蛋白，数量庞大的乳酸杆菌，都是保护阴道健康的卫士。如果自行对阴道进行过度清洁，反而可能会产生不利影响。固定的性伴侣，有保护的性行为，才是对女性身体更好的保护。

4. 阴道的功能会“退化”

如果女性长时间不使用或不锻炼阴道，阴道壁就会变得脆弱，性爱时得到的性快感也会降低，久而久之，当绝经期到来后，阴道会更易受损伤甚至闭塞。因此，要时刻记在心里，阴道除了有生产的功能，还肩负着其他重要的使命，女性最好能通过锻炼和保持规律的性生活来保障其健康。

5. “掉进”阴道的物品不会失踪

女性的宫颈口通常会保持闭合的状态，而阴道并不和身体其他部位相连，所以不必担心不小心“掉进”阴道的物品会“溜走”。即使有物品意外进入了宫颈或子宫，医生也可以借助窥镜和手术钳轻松地将其取出。

6. 女性高潮时，阴道会喷射液体

在阴道附近有个腺体叫斯基恩氏腺，性交时会分泌一种透明的液体，这些分泌物集中于中后段尿道，性高潮时会随着会阴肌群及尿道平滑肌的收缩、尿道外括约肌的舒张而流出。有

些女性这种分泌物较少，只会从尿道口流出；而有些女性分泌物极多，则会喷射而出，这种情形常被称为“女性高潮射液”，也就是人们常说的“潮吹”。不过实际上，这种现象很少出现，基本上你这辈子都遇不到一次。

7. 自然分娩后，阴道会发生明显改变

自然分娩后，女性阴道最直接的变化就是变得松弛。不过，阴道是一个弹性很强的器官，女性可以通过一些肌肉锻炼来进行恢复。方法很简单，只需绷紧尿道的肌肉，每次坚持数秒钟，每天做 10 余次，很快你就会发现，性生活中，你的性快感在逐步增强。

8. 阴道分泌物因人而异

阴道分泌物也就是我们常说的白带，它是由阴道黏膜渗出物、宫颈管及子宫内膜腺体分泌液等混合而成的。正常情况下，阴道分泌物量很少，颜色呈白色，没有气味，能帮助阴道自净，同时也能润滑阴道，使性生活更和谐。不过，如果阴道出现痛痒、发热的情形，或白带有异味，就需及时向医生咨询。

女性 5 个症状暗藏“杀机”

女性的阴道与尿道、肛门距离很近，和男性相比，女性的生殖器健康更加脆弱。如果女性出现以下 5 种情况，就要特别注意私处的安全与健康了。

1. 阴道分泌物性状改变

正常的阴道分泌物是无味、清亮、透明的，分泌物的性状改变有可能是疾病的开始。许多病原菌感染都会造成白带的改变，比如，念珠菌感染会使白带呈现豆渣样状态；淋病病菌感染会使白带呈黄绿色。关注白带的变化可以使你尽早发现疾病，及早治疗。

2. 阴道分泌物有异味

正常的白带是没有气味的，如果你常闻到白带有一股腥臭或酸味，尤其是在生理期过后或者性爱后，那可能就是患细菌性阴道炎的迹象了。不过，长时间不更换卫生巾和卫生棉条也可能会造成白带异味。因此，无论月经量有多大，2 小时左右换 1 次卫生巾和卫生棉条都是保持卫生与健康的首选。

3. 阴道异常出血

阴道异常出血通常是某些疾病的预警，例如盆腔炎、子宫肌瘤、子宫息肉、子宫颈癌、子宫内膜癌，怀孕女性要排除宫外孕和流产的情况。因此，当你在非经期出现轻度出血的现象，一定要及时就医。此外，更年期激素分泌失调，或避孕药使用错误也可能会引起阴道异常出血。

4. 阴道瘙痒或出现皮疹

如果外阴出现红肿、发痒等症状，那很可能是患上了外阴皮炎。这是一种过敏性反应，过敏源很多，从沐浴露到化纤内裤都有可能。当然，也可能是患了外阴硬化性苔藓。

皮疹可能是疱疹的信号，如果你或你的伴侣私处出现皮疹症状，先不要进行性生活，应立刻去看医生；如果孕妇患有严重的疱疹，则必须治疗，因为这可能会在分娩过程中感染婴儿。

5. 外阴有烧灼痛

如有尿频、尿急、尿疼等现象，细菌性尿路感染很可能是罪魁祸首。在极少数情况下，女性外阴会出现烧灼痛，这可能是由反复发作的外阴阴道炎症、外阴创伤或其他问题所引起的。

小贴士

为什么有些人会得阴道炎？

正常的阴道是一个有菌的环境，有多种微生物寄居并形成阴道正常微生物群。由于这些细菌之间达成了平衡状态，所以不会对身体产生负面影响。在阴道中，雌激素和乳酸杆菌维持着阴道微生态平衡，它们能抑制病原体生长、杀灭有害细菌、阻止致病微生物黏附于阴道上皮细胞，以此维护着阴道的健康。

但是当出现一些外在或者内在的不利因素，如进行不洁性行为或阴道灌洗等，乳酸杆菌的生长便会受到不利影响，甚至会导致阴道微生物平衡被破坏，于是，阴道炎就产生了。

不洁性行为、接触感染和阴道菌群失调是导致女性患阴道炎的三大主要原因。育龄女性常见的阴道炎有细菌性阴道炎、滴虫性阴道炎和霉菌性阴道炎三种，每种阴道炎的致病或传播途径是不同的：细菌性阴道炎和多数霉菌性阴道炎均是由阴道内菌群失调导致；少数霉菌性阴道炎通过不洁性行为、接触感染病菌者的衣物等途径传播；滴虫性阴道炎主要通过不洁性行为传播，偶尔通过公共浴池、浴巾、游泳池、坐便器、衣服等传播。

内裤挑选须知

漂亮的内裤，是每个女生最贴身的衣物。也许你会觉得挑选内裤是一件很容易的事情，可是你想过吗，你精挑细选的内裤有可能是不利于健康的！

别看它只是小小的一块布，那也是和我们每天密切接触的东西。研究发现，女性 80% 的妇科疾病反复发作，内裤都脱不了干系。下面，就来看看怎样选一条健康的内裤。

注意事项	目标	建议	原因
松紧	适中	宽松适度	太紧不仅会因摩擦频繁而导致感染，还会为细菌繁殖提供契机，从而导致炎症
材质	吸水性、透气性、舒适度好	纯棉、莫代尔	纯棉最健康；莫代尔吸水性、透气性、舒适度更高，但皮肤易过敏者慎选
颜色	便于观察白带是否异常	白色	白带是判断女性阴道健康的重要依据，深颜色或花图案的内裤可能会影响对白带的判断
款式	保暖、舒适、透气性好	高腰内裤、三角裤	上了年纪的人宜选择高腰内裤；女性较男性而言更适合穿透气性好的三角内裤；丁字裤应少穿
清洗	去污、杀菌	用肥皂及时清洗	由于女性私处是弱酸性环境，因此碱性不强但清洁效果好的肥皂是最佳选择；打上肥皂后最好用手搓洗 3~5 分钟；内裤应单独洗，及时洗
晾晒	杀菌	太阳晒干；通风处晾干；直接高温处理	在午后阳光下晒内裤；在通风处晾干；用电熨斗熨烫或电吹风烘干均可
更新	保证质量	半年更新一次	内裤一旦出现变形、材质变干变硬、污渍清洗不干净等情况，就应及时更换

护好阴道，性爱长久

阴道是女性的重要生殖器，也是性生活中最直接的“参与者”，但日常生活中，女性对阴道的保护与重视却远远不够。经过研究，专家给出了养护阴道的一些方法，以帮助女性保持阴道年轻，更好地享受性爱。

1. 性交时记得戴套

戴安全套不仅可以防止感染性病和意外妊娠，还可以使阴道 pH 值保持不变，有利于一些有益细菌（如乳酸杆菌）的生存。不要小看这些有益的细菌，它们对预防阴道酵母菌感染、尿路感染和细菌性阴道病等疾病起了很大的作用。

2. 穿全棉内裤

全棉内裤是最适合接触阴道的衣物。当你宅在家里时，可以只穿睡裤不穿内裤，这样有利于私处透气。

3. 练习收缩盆底肌

收缩盆底肌运动能加强对盆底肌的锻炼，对女性获得更强烈的高潮来说十分重要。

4. 常喝酸奶

常喝含活性菌的酸奶，能促进阴道有益细菌的繁殖，进而预防阴道酵母菌感染。不过，一定要注意不能喝高糖的酸奶，因为这样反而更易导致阴道酵母菌感染。

5. 坚持每年进行妇科检查

除了常规检查，成年女性每年至少进行一次妇科检查。检查时，女性可以利用这一机会向医生咨询有关避孕等的问题。

6. 向阴道冲洗说不

阴道有自我清洁功能。对阴道进行过度清洁会洗掉阴道内有益的润滑液和微生物群，使厌氧细菌等进入阴道，导致阴道出现分泌物异常、异味和发痒等症状。而且，多项研究发现，使用插入式清洁用具清洗阴道会加大阴道感染、骨盆发炎和性疾病传播等的风险。

女性阴道附近的肌肤非常娇嫩敏感，而香皂会使私处的皮肤发干，所以，其实只需在阴唇部位使用温水冲洗就能保持阴道干净。如果想进一步清洁，也要选用无刺激型的香皂进行清洗。

7. 骑行时要小心

骑行是当下流行的健康运动，但女性骑行要小心生殖器出现麻木、疼痛、刺痛等症状。因此，女性在进行骑行运动时，要穿加厚的短裤，并适当调整姿势，让私处免受疼痛。

8. 小便后要擦干

女性私处的肌肤有较深、较多的皱褶，小便后，如果不及时擦干，残留的尿液会将内裤弄得十分潮湿，给细菌繁殖提供温床。擦的时候要用干净的卫生纸从前往后擦，最好不要用湿纸巾。一是因为很多湿纸巾都添加了化学成分，对女性私处的健康不利；二是因为用湿纸巾擦拭后，依然会存在潮湿的问题。

9. 小便前后要洗手

和男性相比，女性泌尿系统更脆弱。女性的尿道很短，和膀胱紧密相连，外界细菌很容易沿着尿道上行进入膀胱，导致尿路感染或引发炎症。所以，女性小便前后应该洗干净手，不给细菌可乘之机。

10. 学会保养，尿路健康

世界卫生组织调查显示，女性尿路感染发生率比男性高 8~10 倍，为了让尿路更加健康，女性平时应注意保养。妇科专家建议，女性应多喝水、少憋尿，适度清洗外阴，勤换内裤。

04
卵巢，女性健康的总指挥

如果把女人比作一朵花，那么滋养她的“养料”大部分是由卵巢提供的。作为女性健康的总指挥，卵巢掌控着子宫、输卵管、宫颈、阴道、外阴的休养生息。而女人一生从盛放到凋零，卵巢功能也会由成熟逐渐走向衰退。

卵巢，掌控女性一生兴衰

卵巢深藏在盆腔内，将两个大拇指并排，大约就是卵巢的大小。卵巢与子宫间虽隔着输卵管，但子宫的一举一动均受制于卵巢，例如，子宫内膜因每月周期性剥脱而形成月经的过程，就离不开卵巢的激素调节。

女性卵巢有四个重要功能：（1）储存卵子并排卵，掌控生育功能；（2）分泌激素，管理生理周期；（3）调节内分泌，影响健康美丽；（4）保护心脑血管，维持骨骼健康。

作为储存卵子的“银行”，卵巢具有“只取不存”的特殊“条款”，这是因为卵子排出后若不能与精子相遇形成受精卵，就会在48~72小时后死亡，而且卵子的数量从女性出生时就已确定。如果卵巢受损，通常会出现以下几

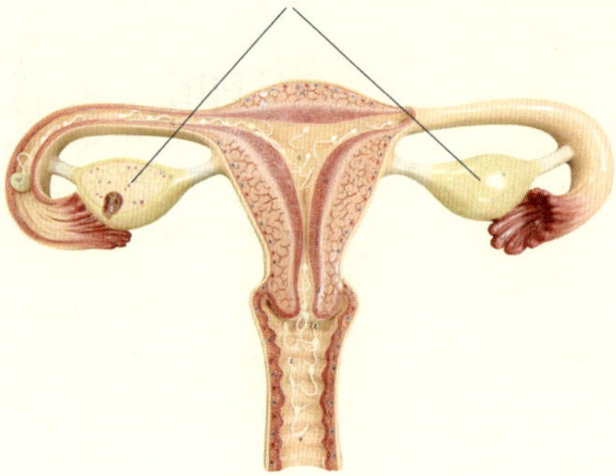

女性的子宫和卵巢

种情况：失眠、烦躁，出现痤疮、色斑，身体变肥胖等；月经紊乱，难以怀孕，甚至停经；提前衰老，性生活受到影响；引发卵巢癌、卵巢囊肿、卵巢早衰、多囊卵巢综合征等疾病。

6 个坏习惯，悄悄伤害卵巢

每个女性都要意识到卵巢对自己的重要性，即便以往没有好好保养过它，以后也不要用以下这 6 个坏习惯去伤害它。

1. 滥用紧急避孕药

紧急避孕药含有大剂量孕激素，长期服用会抑制排卵，导致月经紊乱。年轻女性大量服用可能会造成卵巢早衰，导致提前闭经。此外，止痛药最好也少吃。

2. 经常熬夜

经常熬夜、失眠会使卵巢的激素分泌失衡，导致卵巢功能减退，引发卵巢早衰，严重者甚至还会导致提前闭经。此外，经常熬夜、失眠还会增加患子宫肌瘤、卵巢癌、子宫内膜癌的风险。因此，保持良好的作息习惯很重要。

3. 过度节食

过度节食、滥用减肥药会使卵巢功能减退。一般女性节食 4 天，体内激素分泌就开始出现异常。不过，肥胖也会影响卵巢功能，导致月经不调。因此，合理控制体重是维持卵巢健康的关键因素之一。

4. 经期同房

经期同房会导致每月脱落的子宫内膜通过输卵管流到卵巢、直肠等处，造成盆腔器官广泛粘连。其中 80% 的内膜组织会驻扎在卵巢上，逐渐形成囊肿。

5. 坐姿不佳或久坐不动

坐姿不佳，可能会引起慢性附件炎（指女性内生殖器官发生慢性或迁延性感染），病原体还会经阴道上行感染并扩散，继而影响整个盆腔。对于子宫前倾或后屈的女性来说，久坐不动还会导致经血逆流入卵巢，引起下腹痛等。

6. 不良饮食

卵巢早衰也属于一种生活方式病。偏食、摄入过多高脂高糖食物、常吃低蛋白低纤维的快餐、长期大量饮酒、压力过大、长时间暴露于辐射环境等都会影响卵巢功能。

妇科专家的“护巢”绝招

保养卵巢是女性一生都要认真对待的事，学会科学保养卵巢，你的美才会真的“由内而外”散发。

1. 每年至少体检一次

女性一旦发现月经量减少或突然停经应及时去医院检查卵巢。以下五种人尤其需要关注卵巢健康：未婚晚婚、不育和不哺乳的女性；50 岁以上的绝经女性；用促排卵药的女性；偏爱高热量饮食的女性；有卵巢家族遗传病史的女性。

2. 经期注意补铁

铁能为卵子提供充足的养分，而经血会带走身体中大量的铁元素。因此，在月经期间可以多吃菠菜、动物内脏；经期之后可以多吃鸭血汤、猪肝汤等食物，这样就可以快速补充身体中流失的铁元素。

3. 多做瑜伽、游泳及健走等运动

勤运动有助于维持卵巢健康，女性可以通过瑜伽、游泳及健走等运动释放身心压力、保养卵巢，每天至少活动 30 分钟。此外，做家务、爬楼梯、上下班走一两站地等日常活动也有助于卵巢保养。

4. 科学避孕是关键

反复进行人流或药流，不仅伤子宫，还伤害卵巢。保护卵巢，尤其应注意科学避孕。

5. 补充维生素 E，多吃豆制品

维生素 E 有助改善卵巢功能，坚果和粗粮富含维生素 E，可适当多吃。必要时可在咨询医生后，口服维生素 E 补充剂。大豆和豆制品是植物雌激素的最佳来源，女性可根据自己的身体情况，均衡食用。

6. 不迷信美容院的卵巢保养

目前没有任何资料表明，精油按摩、热磁疗等手段能够保养卵巢。相反，精油中如果添加了过量雌激素，虽然少数人可能会觉得恢复了美貌，效果不错，但长此以往却会增加患肿瘤的风险。

7. 经常按摩足跟

按摩足跟也能保养卵巢。将刮痧板与皮肤呈 20° 倾斜压在足跟处，做缓慢、轻柔的旋转，刮拭 15 ~30 次。力度应深透至皮下组织，刮至局部发红有热感即可。

05

女性才有的“第六脏”

我们常说人有五脏六腑，但其实女性还拥有一个独特的“第六脏”——子宫。比男性多了这个神奇的脏器，女性也会感受到更多的喜和忧。例如，“大姨妈”期间，很多女性感受到了来自子宫的“暴击”，恨不得把它从身体里切掉；怀孕时，孕妈妈则会感受到宝宝的一举一动，又盼望着和他有更多互动。

也许，你曾经看过或经历过这样的画面：爸爸侧耳温柔地贴在妈妈隆起的腹部上，带着幸福的微笑感受腹中微弱的动作；妈妈同样带着幸福的笑容看着爸爸。这是一个很常见的场景，是属于一家三口的幸福时刻，当然，这也是关于子宫的奇迹。

生命从子宫开始，它见证着一个人由一颗受精卵长成一个独立的生命，从柔弱稚嫩的婴孩长成亭亭玉立的少女或挺拔干净的少男，又从少年长成勇敢成熟的女人或顶天立地的男人。在这一次次生命的循环中，我们看到了子宫所承担的重任和它的伟大，同时，我们也要知道，保护好子宫是每个女人的必修课。

一张图认识子宫

子宫是产生月经和孕育胎儿的器官，位于骨盆腔中央，在膀胱与直肠之间。子宫的大小与女性的年龄及是否生育有关。成年女性的子宫长 7~8 厘米，宽 4~5 厘米，厚 2~3 厘米，其中未生产女性的子宫长约 7.5 厘米，宽约 5 厘米，厚约 3 厘米。

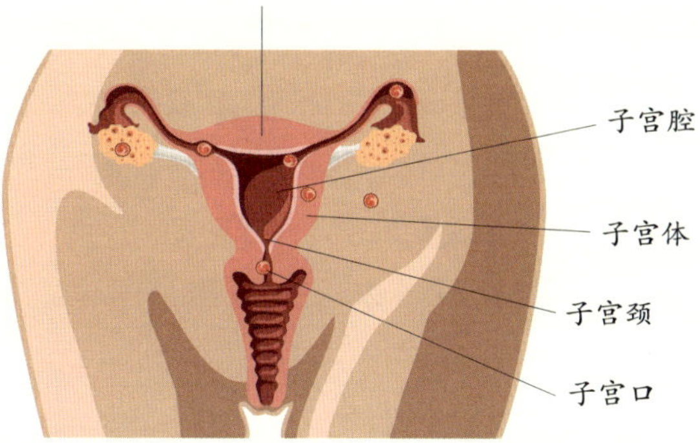

女性的子宫

子宫可分为底、体、颈三个部分。宫底是两侧输卵管子宫口以上的部分。宫颈是下段窄细呈圆柱状的部分，这里也是炎症和癌症的多发部位。宫腔（体）呈倒置三角形，深约 6 厘米。宫腔上方两角为“子宫角”，通向输卵管；宫腔下端与宫颈之间最狭窄的部位为“峡”，在非孕期长约 1 厘米。

5 件事，让子宫很受伤

据权威资料统计，30 岁以上的女性中约有 20% 患有子宫肌瘤，我国每年有超过 100 万女性因疾病切除子宫，子宫疾病已经成为女性健康的一大杀手。要想好好地呵护子宫，首先必须了解子宫。以下 5 件事最容易让子宫受伤：

1. 多次妊娠

对女性来说，最佳妊娠次数为 2.6 次，之后妊娠每增加一次，子宫就增加一分患病的风险。

2. 反复人工流产

人流容易造成宫腔感染、宫颈或宫腔粘连，导致继发性不孕。流产 3 次以上，子宫患病及感染其他妇科病的概率会显著增加。

3. 性生活不卫生

如果不注意个人卫生，做爱时病原体便有可能经阴道进入子宫腔内，引起子宫内膜感染。

4. 性生活紊乱

如果女性性生活放纵，或未成年便开始性生活，那么患宫颈疾病和宫颈癌等疾病的概率就会大大增加。

5. 忽视产前检查

定期进行产前检查是母子平安的重要保障。

子宫内膜癌“偏爱”6 种人

子宫内膜癌发生于子宫内层，尽管子宫内膜癌的病因尚未完全揭开，但科学家依据对特定人群的研究，发现以下 6 类女性最容易患子宫内膜癌。

1. 曾使用性激素疗法

为了防止潮热、阴道干涩及骨质疏松症等，很多绝经妇女都会接受性激素疗法，注射或口服雌激素。女性进入围绝经期（女性绝经前后的一段时间）后，通常一段时间会不排卵，孕激素几乎为零，用雌激素孕激素进行治疗有助于月经周期的恢复。不过，受到雌激素长期刺激，子宫内膜更容易发生增生甚至癌变。

2. 月经次数多

女性一生月经次数多，患子宫内膜癌的风险也会相对更大。12 岁之前月经初潮，或者绝经过迟的女性，患子宫内膜癌的风险更大。但月经初潮晚，绝经也晚的女性除外。另外，如果女性经常痛经，感觉下腹部、腰背部或骶尾部等部位疼痛，也可能是子宫疾病的前兆。

3. 不孕

随着分娩次数的增加，子宫内膜癌发病率呈降低趋势。与生过一个孩子的女性相比，因排卵问题长期不孕者和患有多囊卵巢综合征的女性患子宫内膜癌的概率更大。

4. 肥胖

研究发现，80% 的子宫内膜癌患者体重超过平均体重至少 10%。与体重正常的女性相比，体重超标的女性患子宫内膜癌的概率要高 1 倍。肥胖是内分泌失调的表现，体内脂肪大量堆积会增加子宫内膜增生和癌变风险。

5. 有相关家族病史

子宫内膜癌具有一定的家族遗传性，家族有遗传病史的女性患子宫内膜癌的概率会增加 40%~60%，同时，患卵巢癌的概率也会增加。

6. 子宫出血久治不愈

阴道异常出血是子宫内膜癌典型的症状之一，甚至被称为妇科癌症的信号，所以女性出现正常月经以外的出血需尽快就医诊治。绝经后子宫出血更应当心，一旦发现应及时就医。

小贴士

生活中，可以通过观察白带来辨别身体是否健康。正常的白带是少量的呈透明色、略显黏稠的分泌物，且随着月经周期的变化会有轻微变化，脓性白带、血性白带、水样白带等都是不正常的。

子宫暖起来，身体才能好起来

子宫是最怕冷的脏器，宫寒的女性轻则痛经，重则不孕、妊娠后胎儿发育迟缓，或者患子宫内膜异位症、卵巢巧克力囊肿等。治疗宫寒，自然需要暖宫，而要让子宫暖起来，除了多喝热水、抱着暖水袋以外，还有以下 4 种更靠谱的调理方法。

1. 少吃寒凉之物

女性千万不要过多地吃冷饮、瓜果等寒凉之物，从冰箱里取出的食物最好放置一段时间后再吃。吃冷食之前，先吃一些热的东西垫底。

民间有“冬吃萝卜夏吃姜”的说法，生姜性温，能温中散寒，天热时最该多吃。另外，黑芝麻、核桃、枣、花生等也是益气暖宫的食物。

2. 注意保暖避寒

有的女性夏天总把空调温度调得很低，寒邪就这样悄悄侵入了子宫。待在有空调的室内时一定要注意保暖，上衣尽量穿长一点、能护住腰腹的。外出时，不要坐在地上或石椅上，以免受寒。

3. 多运动

中医认为“动则生阳”，寒性体质者需要通过运动来增加阳气，尤其要多进行有氧运动。此外，还可以尝试在卵石路上行走，以刺激足底的经络和穴位，达到疏通经脉、调畅气血、改善血液循环的目的，使全身变温暖。

运动中和运动结束后也要注意保暖，特别是出汗后，毛孔张开，寒邪更容易乘虚而入。如果子宫受寒邪困扰，血气遇寒凝结，便会出现宫寒的症状。

4. 按摩穴位

女性可以经常按摩足底涌泉穴，这对固护阳气、预防宫寒大有益处。除此之外，每隔 3~5 天，用刮痧板刮拭腰骶部、腹部及小腹至发红发热，也是治疗宫寒的好办法。

06

左右你性生活的，也许是她的“大姨妈”

几乎每个女人都害怕“大姨妈”：怕它来，更怕它不来；怕它来得少，更怕它来得多；怕疼，怕也没用，该疼还是躲不过。同样，几乎每个男人也都害怕女友来“大姨妈”，因为平日小鸟依人的女友，距离残暴的“杀伤性武器”只差一次“大姨妈”的造访。

想让这个“亲戚”不再烦人，只凭“喝点热水”是远远不够的，所以，下面这份女人的调理帖、男人的保命帖，你一定要收好。

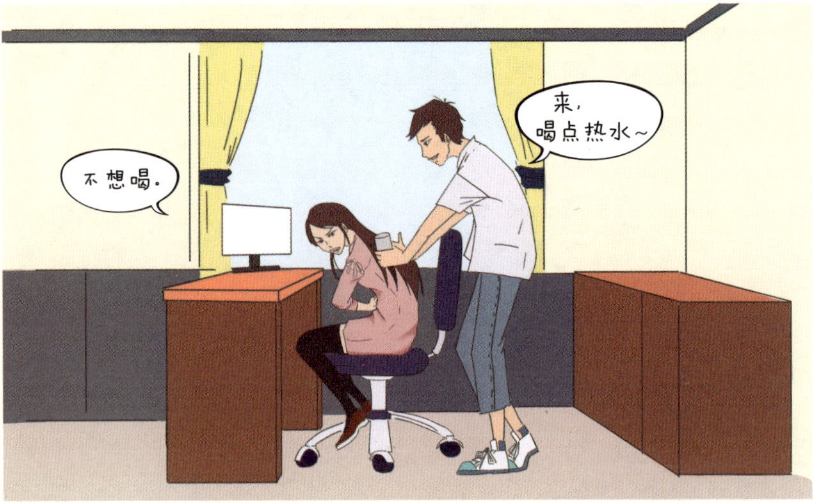

每个女性都有的闺密："大姨妈"

女性虽然一辈子离不开"大姨妈"，但不一定都了解这个亲密的朋友。

1. 月经是这样来的

女性的内生殖器官由卵巢、子宫、输卵管构成。卵巢中含有十几万个卵泡，每个卵泡中都含有一个卵子，但女性一生中一般只有四五百个卵泡会发育成熟并排卵。在青春期之前，卵泡基本不发挥作用。而到了青春期，不成熟的卵泡便慢慢开始发育成熟并排出卵子。

随着卵巢的变化，子宫内膜受其影响也发生相应的周期性变化。排卵后，由于雌激素和孕激素的共同作用，子宫内膜会发生水肿，厚度增加。如果此时排出的卵子受精了，那么受精卵便会经输卵管运送到子宫内发育，其结果称为妊娠；而如果卵子没有受精，那子宫内膜就会坏死脱落，引起出血，形成月经。

2. 月经的周期及血量

月经周期指的是从上一次月经开始的第一天，到本次月经开始的第一天。月经周期的长短，取决于卵巢周期变化的长短，一般为 24~35 天。但具体周期因人而异，有人甚至以 3 个月或半年为一个周期，但只要有规律，一般都属于正常月经。

正常的经期（即出血期）为 2~7 天，每次的经血量为 20~60 毫升。经血中除了血液，还有子宫内膜碎片、子宫颈黏液及阴道上皮细胞等。

3. 初潮那些事

根据我国有关统计，少女初潮多在 12~16 岁。晚一点的在 17~18 岁，如果 21 岁还没有月经初潮，就属于病理情况，需要尽快到医院检查。

女性初潮有早有晚，一般认为和遗传有非常大的关系。如果母亲的初潮早，女儿的也会偏早，反之亦然。此外，初潮的时间还与女性的身体健康状况、情绪、营养等有关。国外研究表明，当女孩的体重达到 42~44 千克时能有初潮。一般初潮 2 年后，会形成周期性月经。

有些女孩因过度节食而严重消瘦，体内脂肪含量太少，就可能会出现闭经等症状；而体重太重，则易导致月经周期紊乱，多囊卵巢综合征的发病率也较正常体重的女性明显要高，而这一疾病又往往会导致月经紊乱、闭经、排卵异常等问题的出现。

健康的“大姨妈”是什么模样？

作为一位女性，也许你每个月都要直面“喷涌”的“大姨妈”，可你知道怎样判断它是否正常吗？简单来说，我们可以通过颜色来判断。

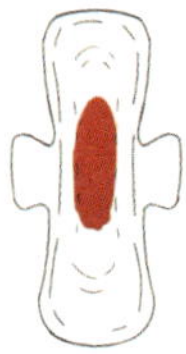

正常颜色

正常月经应颜色深红、不稀不稠、不凝结、无血块、无特殊气味。

在月经初始，可能会量偏少，颜色偏淡；到了中期，月经颜色会加深，呈暗红色；至经期即将结束时，颜色会再次变淡。

颜色过淡

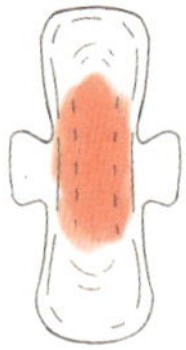

我国传统中医认为，如果月经中期颜色仍然过淡，且质地稀薄，那么应考虑虚症的可能，常见的用方有四君子汤、四物汤、六味地黄丸等。

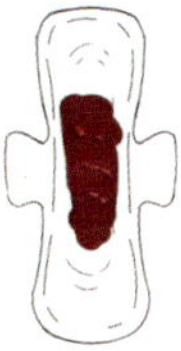

颜色偏暗

如果月经颜色偏暗甚至发黑，且有血块，多与血瘀有关，可以试试局部热敷，或用红花、艾叶泡脚。

颜色鲜红

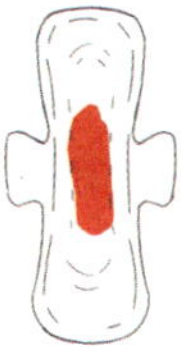

月经颜色一直鲜红也应当引起注意，因为这说明你的体内可能有热气，此时你应少吃鸡、羊等肉类，适当多吃百合、蜂蜜等清热润燥的食物。

注：上文中提及的中药仅为推荐，如果出现以上症状，最好是在医生的指导下合理科学用药。

“大姨妈”也有不同类型

正常的月经应符合期、量、色、质四方面要求，任何一项不符，均为异常。根据来月经时身体反应的不同，可以将女性体质分为以下五种类型。

1. 以痛为主：血瘀型

经前小腹不舒服，经期小腹剧烈疼痛；经血颜色暗红，质地黏稠，常有血块。如果经常如此，就有患子宫腺肌症或子宫肌瘤的可能。

建议 这类人平时应加强运动，可用玫瑰花、山楂等泡水喝。经期要注意避寒保暖，可以多喝生姜红糖水。

2. 以寒为主：怕冷型

经期腹部或腰骶部有冰冰凉凉的感觉，受凉时症状更重；经期经常推迟，经血偏淡或暗，且时而有血块。但也不要看到血块就恐慌，当有较大的子宫内膜脱落，就会产生血块，这是正常的生理现象，只有当血块多时才是非正常现象。

建议 这类人平时应注意下腹部（包括脐部）和下肢的保暖，可用暖水袋敷肚脐下方，常用热水泡脚。平时多吃温热的食物（如羊肉、枸杞等），还可用干姜、肉桂泡茶喝。

3. 以躁为主：气郁型

气郁型的人平时脾气就不太好，一到经期更是焦躁不安，脸上冒痘痘，乳房、两侧肋部感觉憋胀，有时便秘，有时又拉肚子，经期常提前或推迟。

建议 这类人平常要有意识地调节情绪，经期可多吃金橘、橙子等，可用薄荷泡水代茶饮。

4. 以虚为主：虚弱型

常感觉头晕，一站起来就眼冒金星，时有健忘，常有腰背酸痛等不适感；经血颜色淡红，质地偏稀；月经快结束时及干净后会有疲劳无力感。

建议 这类人主要是气血不足，平常不要过度劳累，可以泡红枣枸杞茶喝，煲汤时不妨放些黄芪、莲子和桂圆等。

5. 以热为主：内热型

通常很怕热，常常感觉口干、心烦；且大便干、小便黄。月经常常提前，经期时间过长，且月经量偏多；经血颜色鲜红或深红，且质地黏稠。

建议 这类人平时应少吃性质辛温助阳或甜黏油腻的东西，多吃藕片、芹菜、梨、荸荠等清凉滋润的食物，少饮酒，不熬夜，避免处于空气湿度过大的环境中。

滚蛋吧，痛经！

痛经是最常见的妇科症状之一，那么，当痛经来临时我们该怎么办呢？要怎样做才能有效避免痛经呢？

1. 穿着：保暖是第一要务

下半身要避免受凉，注意给小腹、腰部和双脚保暖。不要久坐在冰冷的地方，例如地面、石面或铁面的椅子等。建议随时准备一件外套或披肩，即使夏天穿吊带衣服，也可以用来护住肩膀，穿裙子时还可用披肩护住腿部。

2. 饮食：多吃痛经最怕的 5 类食物

（1）富含镁的食物

研究表明，有 45% 的痛经患者体内镁的水平明显低于正常人。而镁对人体有非常重要的作用，能激活体内多种酶，抑制神经兴奋，并参与蛋白质合成、肌肉收缩和体温调节。镁含量较丰富的食物有绿色蔬菜、全谷类、坚果等。

（2）富含 ω-3 脂肪酸的食物

研究发现，ω-3 脂肪酸有助于减少抑郁、紧张、焦虑、头痛和乳房胀痛等痛经症状。沙丁鱼、三文鱼、金枪鱼等深海鱼是 ω-3 脂肪酸很好的来源。

（3）富含膳食纤维的食物

富含膳食纤维的食物有助于稳定血糖，保持心情稳定；还可以减少体内水分滞留，改善水肿胀痛等问题。富含膳食纤维的食物有全麦面包、糙米、燕麦等。

（4）富含 B 族维生素的食物

研究统计，B 族维生素摄取充足的女性，很少有痛经问题。要想缓解痛经症状，需要从饮食中摄取充足的 B 族维生素。全谷类、坚果、豆制品等都是B族维生素的好来源。

(5)富含钙的食物

钙可调节子宫肌肉收缩，减轻痛经症状。研究发现，每天补充1000~1600毫克的钙，有助于减缓抑郁、疲倦、身体不舒服等经前不适的症状。牛奶、酸奶、豆制品、深绿色蔬菜、小鱼干等食物都含有丰富的钙。

3. 运动：生发阳气，抵抗寒冷

快走或散步都是不错的运动方式，能够调畅气血、改善血液循环，使全身变暖。但是切忌运动量过大。

4.穴位：轻按4个穴位缓解痛经

(1)太冲穴

位置在脚大踇趾与第二趾之间。可用左手拇指指腹揉捻右太冲穴，右手拇指指腹揉捻左太冲穴。

(2)三阴交穴

位置在小腿内侧、足内踝尖(脚内侧踝骨最高点)上3寸、胫骨(小腿骨)内侧缘后方。

(3)血海穴

屈膝，在大腿内侧、髌底(膝盖骨)内侧端上2寸、股四头肌内侧的隆起处。

(4)子宫穴

它位于下腹部，脐下4寸，正中线左右两侧各3寸处。按摩时可用双手食指、中指分别按压住两旁子宫穴，稍加施力，

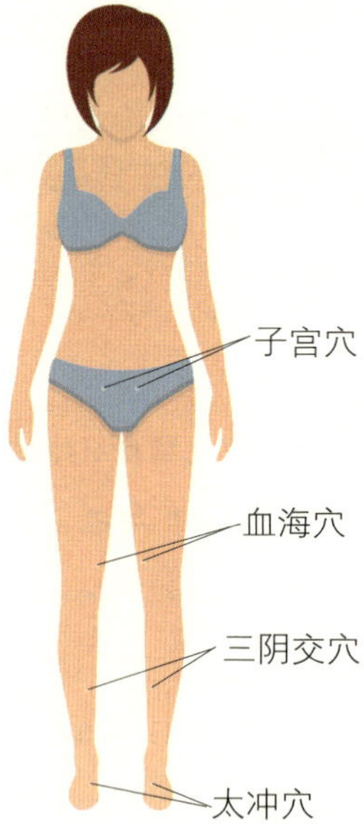

缓缓点揉，以有酸胀感为宜。按摩穴位一般在经前一周开始，月经来潮后停止，每个穴位按摩 5 分钟即可。

5. 心情：乐观的女孩来月经时不会太疼

痛经有时也是一种“情绪病”，忧愁、悲观或易怒会影响阳气运行，保持心情愉快同样能缓解疼痛。

6. 药物：止疼药是撒手锏

若疼痛难忍，可以选择服用布洛芬、酮洛芬、甲芬那酸等止疼药，它们能防止子宫过强的收缩及痉挛，从而减缓疼痛，有效率可达 80%。服用这些药物不会上瘾，更不会损伤肝肾，只要没有消化道溃疡、肾病、血液系统等疾病，每个月吃几片还是比较安全的。

相爱相杀的爱爱和“大姨妈”

月经和性爱有着最微妙的关系，明明紧密相关，却似乎只能错峰出行。

1. 月经和爱爱不能同时拥有?

在月经前两三天和月经期，有些女性的性欲会增强，这是正常情况。女性的性周期是由月经周期变化时雌激素的规律变化所决定的。随着卵泡成熟，雌激素分泌不断增多，直到排卵前形成高峰。月经来潮时，卫生巾对阴蒂的摩擦，温热经血对阴蒂的刺激，都可能引起女性性欲增强。

但是，女性在经期不宜进行性生活。因为经期血液大量流失，会使血液循环量减少，导致各系统、组织血供不足，营养缺乏，抵抗力下降，更易感染病原微生物，还会导致经血逆流进入输卵管。此时，不妨尝试转移一下注意力吧。

2. 躲开排卵期也有受孕的可能

排卵期一般从下一次月经来潮前的第 14 天开始。正常的月经周期通常是 28 天左右，如果周期稳定，可以通过这一次的月经时间来推断排卵期的时间。

话虽如此，实行起来难度却较大，因为排卵期容易提前或延迟，甚至在同一月经周期中也可能会有两次排卵。排卵时几乎无明显感觉，也很难算准排卵时间，因此用安全期爱爱来避孕并不安全。

正在备孕的夫妻，可以到药店购买排卵期检测试剂盒，它可以通过尿液中的黄体生成素水平检测出女性是否处于排卵期。最佳的受孕时间是排卵当天，但在排卵前的 3 天内行房，精子也有可能和卵子结合。所以，想要宝宝的夫妻别放过任何一个可能怀孕的机会。

小贴士

一般来说，排卵日的前 5 天、排卵日、排卵日的后 4 天共同被称为“排卵期”。女性在排卵期分泌物会增多，常会出现透明蛋清状、可拉丝、有弹性的白带，甚至可以拉得很长而不断。而排卵日通常就是白带最多、最稀薄、抗拉丝能力最强的那一天。

3. 怀孕初期也有可能来月经

一般来说，一旦怀孕，卵巢就会停止排卵，女性不会再来月经。但有少数女性在怀孕早期仍会有短期少量月经样的阴道流血，被称为“激经”。中医将其归因于血盛气衰，西医则认为这可能是受精卵着床的一种生理反应。

怀孕前 3 个月，囊胚尚未占满整个宫腔，在包蜕膜与真蜕膜[1]之间还存在有空隙，两膜融合过程中，如遇到月经期，便可能会有少量阴道出血。一般来说，“激经”的时间不会超过孕后 4 个月，对母亲及胎儿无不良影响。

[1] 妊娠的子宫内膜称为“蜕膜”，具有保护及营养胚胎的功能。依蜕膜与受精卵的位置关系可将蜕膜分为底蜕膜、包蜕膜、真蜕膜三部分。

07 这才是男人那里的“标准长度”

每个成年男性都会关心自己“弟弟”的尺寸问题。还记得学生时代，校园内的公共浴池吗？那里简直是一个公开的“性教育课堂”。当时你或许做过这样的事情，拿自己的“弟弟”和他人的暗自比较尺寸，时而欣喜若狂，时而自卑自弃，但仍然乐此不疲。同时，一个世纪性问题诞生了：我的“弟弟”够长吗？

别害羞，下面我们就一起聊聊男性阴茎尺寸的问题，你也可以顺便做个自检。

全球男同胞阴茎尺寸分布图

著名数据地图网站 Target Map 曾经发表过全球男性“阴茎尺寸分布图”，其中，非洲男性的阴茎平均尺寸稳居世界榜首。

根据这一分布图，世界上拥有最长阴茎的男性大都集中在西部非洲国家，其阴茎平均长度在 16 厘米以上，其中，加纳、加蓬和刚果的男性简直站在了世界之巅；紧随其后的是澳大利亚、墨西哥、挪威、意大利和瑞典等国的男性，其阴茎以平均尺寸大于 14.7 厘米的成绩，位列第二“大”

组；美国、法国、德国和英国的情况也都还不错，其男性阴茎的平均尺寸在 12.9~14.7 厘米之间游走。

需要指出的是，虽然不同国家间男性阴茎的尺寸有所不同，但在同一区域内，差别并不大。据安全套厂商透露，只有 6% 的男性需要特大号的安全套，其余 94% 的男性所需的避孕套大小都是“普通码”——如果他们说需要特大号，那可能是在撒谎。

关于中国男性阴茎的数据，国内专家也有研究可供参考。

1990 年，专家对 2547 名男性大学生的阴茎进行了测量，其长度平均值为 7.43 厘米，周长平均值为 8.17 厘米，勃起时长度平均值为 13.34 厘米。近些年的研究显示，中国男性阴茎平均长度为 8.08 厘米，周长为 8.11 厘米，勃起时平均长度为 12.4 厘米。

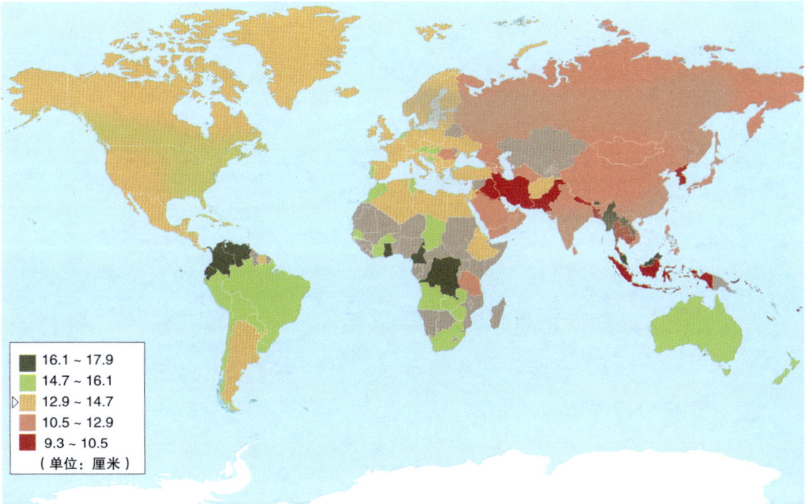

全球男性阴茎平均尺寸分布图

泌尿科专家表示，阴茎的长短是很多男性都会在意的问题，一些男性甚至因为担心自己那里不够长而产生心理阴影，影响到性生活。

事实上，男性阴茎大小有个体差异，无须与他人进行比较。上述测量结果与选择对象、测量方法等都有一定关系。此外，在常态下同一个人阴茎的长度也不恒定，紧张、寒冷或严重疲劳等都可使阴茎缩小变短。

如果你还不放心，那么牢牢记住下面的"国际通用"标准吧。

国际男性保健组织（MTD）通过近30年的研究得出了计算标准阴茎尺寸的公式：

正常阴茎长度（厘米）=［身高（厘米）－105］×0.618÷3.14

正常阴茎直径（厘米）=阴茎长度（厘米）÷3.14

小贴士

不是所有男性的阴茎都很大，阴茎的大小与民族、种族等都有关系，就连天气和压力都能影响平时阴茎的大小。医学上一般认为，只要男性阴茎长度大于5厘米，且有一定硬度，再配合上技巧，就能享受正常的性生活。

温馨提示 阴茎长度的测量方法是用直尺抵住阴茎根部，一直测量到阴茎顶端。量身高可以踮脚，量阴茎长短时可不要生拉硬拽，否则真的会"断掉"。

你的长短，女性也许并不在意

美国《男性健康》杂志通过对 3289 名女性的调查，得出了一个结论：女性对男性阴茎的长短并没有男性自己想象的那么重视。

进行性生活时，男性总是会关注自己的阴茎够不够长，却忽视了另一个非常重要的问题——阴茎周长。

美国泌尿外科专家曾进行过一个调查，让 50 名受访女性详细回顾自己做爱时的感受，来分析自己的高潮是更依赖于男性阴茎的长度还是周长。结果，90% 的受访女性都表示，阴茎的粗细对激发性快感更重要。此外，几乎所有人都能区分出做爱时男性阴茎周长的细微变化。也就是说，在男性阴茎对女性性快感的重要性这件事上，粗细才是关键。

从解剖学和生理角度来看，女性阴道的神经支配来自自主神经系统，阴道内 2/3 处对疼痛与触觉都不敏感，反倒是阴道外 1/3 和尿道的下方，由于受到阴部神经的支配，对较粗的男性阴茎所产生的机械性刺激更敏感。

每个男人都希望自己心爱的女人能幸福满足，尤其是在性方面，她能否满足往往被认为是男人“行不行”的标志，那如何判断女人是否获得性满足了呢?

“船的大小并不重要，海洋的激情才是关键”，这句话出自马斯特斯和约翰逊的性学著作《人类性反应》。它告诉我们，男性阴茎的大小不是性爱的决定因素，全身心地投入、互相深入地了解，找到更适合对方的方式才是性爱质量的保障。研究也显示，对于性满足的女性来说，男性阴茎的大小并不重要，关键是怎么用。性满足的女性中，有 93% 的人更看重男性的技巧和做爱时的情感交流。

“和喜欢的人同床共枕，这是我能想到最美的画面。”每个人心中都有爱情最美的样子，而性爱只是其中的一部分。彼此心与心的碰撞更能够弥补性的不足，甚至比性还要重要。性爱时充满激情、完全放开比阴茎的大小重要10倍。因此，男性不要总是跟“尺寸”过不去，通过其他方式给她更多快乐吧！

小贴士

不少人误以为男性随时都有性欲，且永远对性行为乐此不疲。这种观念让一些男性在没有欲望时还强装想要，长此以往，这样不仅不利于男性健康，还可能引起勃起方面的问题。

事实上，与女性一样，工作压力和生活劳累等都会影响男性的性欲。美国金赛性学会曾评选出最能提升男性性欲的事，包括女方更主动、前戏多变、说露骨情话、做好安全措施等。

一个硬汉的自我修养：是男人就坚持13分钟

当女人手拉手上厕所时，90%的时间都是在说另外一个女人的坏话；而当男人跟哥们儿在厕所相遇时，除了会瞥一眼他的“弟弟”外，还不免要好奇他在床上能“坚持”多久。

“持久才是硬道理”这句话似乎已经成了衡量男人性能力的标准。在经历过一次性爱之后，男人往往会拿这句话衡量自己，结果自然是有人窃窃自喜，有人黯然神伤。

做爱时勃起时长一直是男性“面子工程”的重要组成部分。而英国《性医学杂志》统计了全球男性在做爱时的平均实质勃起时长，不妨来看看你是否追上了世界的脚步吧。

国家（地区）	时长	影响因素
英国	7 分 36 秒	英国从小学就开设性教育课，初中生懂的和成人一样多
美国	7 分钟	美国人把性生活当家常便饭，还不忘创新，解锁新姿势，开发新技巧
西班牙	5 分 48 秒	西班牙人在性爱方面像天秤座，纠结于细节。77% 的人需要与伴侣商定做爱时间，52% 的人连做爱的具体细节都要事前安排好，86% 的夫妻表示享受打卡式做爱，因为它专治各种纠结
荷兰	5 分 6 秒	荷兰首府阿姆斯特丹被称为“全球 7 大性都之首”，荷兰人对性爱充满了热情，将近半数荷兰人会因为性生活不和谐而离婚
阿拉伯地区	5 分钟	阿拉伯地区实行一夫多妻制，可能会影响每次做爱的时间
土耳其	3 分 48 秒	作为骁勇善战的突厥人后裔，居然成绩不佳

英国心理学家研究还表明，超过 50% 的女性需要至少 10 分钟的实质性爱才能达到高潮；如果男性勃起能坚持到 15 分钟，那么这一比例将会上升至 67%。同时，美国有研究证实，实质性爱的理想时长为 7~13 分钟。

小贴士 “性爱时勃起时间越长，说明性能力越强”的错误观念误导了很多人，不少男性因此而强忍不射。

美国专家指出，超长时间的欢愉并没有益处，它只能给男性带来虚幻的满足感。最理想的性爱时间是 20 分钟左右，并且这还包括前戏时间。荷兰也有专家认为，男性从进入女性体内到射精的时间为 3~7 分钟，这已足够满足双方需要。对很多女性来说，实质性爱时间过长不仅不会带来快感，还可能会影响高潮。

关于勃起的 8 个秘密

1. 异性帮忙能使阴茎勃起得更有力度

一项研究发现，女性对男性的爱抚能帮助男性的阴茎取得更好的勃起效果。

2. 睡得香，勃起强

睡眠不仅影响性冲动，还会影响到男性夜间正常的“勃起—疲软—再勃起—再疲软”的生理过程。通宵熬夜或者和一个鼾声很响的女伴睡觉，会影响男性的勃起强度。

3. 私密很关键

性爱场所的私密度会影响到男性的勃起。同父母一起居住、家里孩子多，或者家里还有其他外人同住，都会让男性做爱时勃起变得困难。

4. 勃起的阴茎或许会有点弯

如果阴茎勃起后稍向右弯，不必惊慌，因为勃起的阴茎有适度的弯曲是正常的。不过，如果阴茎过于弯曲或已到不适的程度，则应警惕阴茎内部是否有组织损伤，要及时找泌尿科医生诊治。

5. 暂停自慰会令勃起更强

美国著名性治疗师伊恩·克纳博士表示，如果一个男性连续几天不自慰，那么当他再次受到性刺激时，阴茎充血量便会更大，勃起会更强。因此，若想在和妻子做爱时勃起更强，男性不妨暂停几天，不要自慰。

6. 肥胖会影响勃起

越胖的男性体内的睾酮水平越低，而睾酮水平低会导致男性勃起得不是很强健、挺拔。

7. 戴套会导致部分男性出现勃起障碍

一项研究发现，一些男性存在和避孕套有关的勃起障碍。戴上避孕套后，这些男性需要花更多时间，通过加大刺激来保持勃起状态。

8. 勃起有时也不可控

30% 的男性对勃起的时间不满意。大多数男性会因刺激过强而失去对勃起的控制。

每天叫醒我的不是梦想，是晨勃

相信每个男人都被“晨勃”这件事烦扰过。

旭日初升，男性的阴茎也会随之“闻鸡起舞”，像闹钟一样准时，这种勃起的现象被称为“晨勃”。一些男性会心中窃喜，认为这是性能力强的表现。而如果早晨没有勃起，就可能会担心自己“不行了”。

那么，对男性来说，晨勃究竟意味着什么？晨勃是判断性能力的标准吗？

医学上，晨勃是指男性在清晨 4~7 点，阴茎在无意识状态下，不受情景、动作、思维的控制而产生的自然勃起。这种现象多从青春期开始，在 20~30 岁时发生次数最多；中年后则会随着年龄的增加、身体的衰老而逐渐减少。

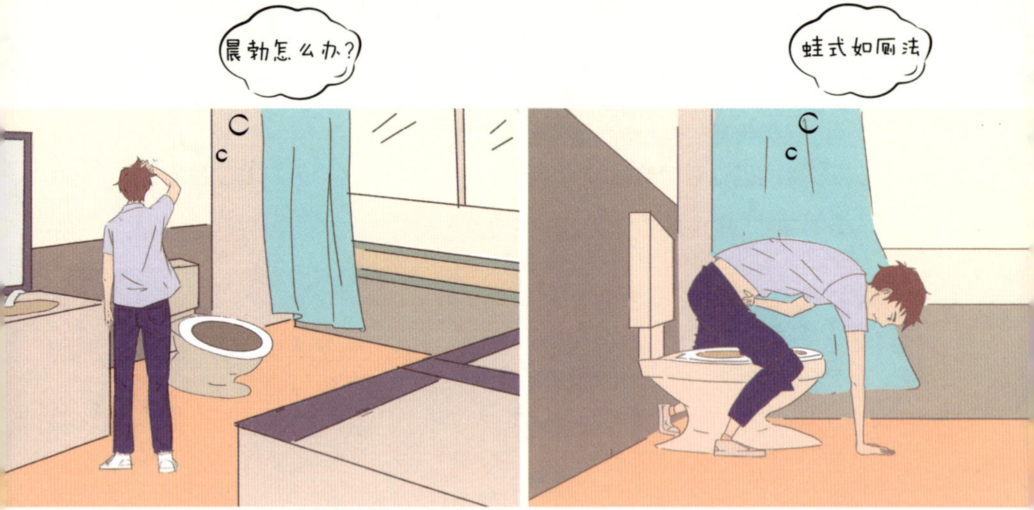

晨勃的原因主要有以下几点：

激素水平	雄激素会在早晨达到高峰
器官刺激	清晨膀胱内充满尿液，压力增加，使性器官产生应激反应
进化使然	为确保男性在早上出门前有机会将基因传给下一代，以免外出狩猎时因意外而导致晚上无法返回家中而进化出的本能

由于每天男性的身体状态都不同，晨勃也不尽一致，单凭有没有晨勃不能判断性功能的好坏，但晨勃可以被视为男性身体健康的重要参考标准之一。

以下是影响晨勃的一些因素：

年龄	性成熟后，晨勃次数会随年龄的增长而增多，持续时间也逐渐增长；30 岁后，则会随年龄增长而减少
睡眠	睡眠质量会影响雄激素的分泌，从而影响晨勃
情绪	心情低落时，晨勃次数会明显减少
疲劳	身心疲劳会影响晨勃
疾病	一些疾病会影响性功能和晨勃，如高血压、心血管疾病、糖尿病、腰椎间盘突出等
药物	有些药物会影响晨勃次数，如抗肿瘤药物、抗高血压药物、降血糖药物、抗酸药物、镇静药物及中药中的知母、黄柏等，均能使晨勃次数减少；而人参、黄芪、鹿茸等药物则能使晨勃次数增加
不良生活习惯	过度吸烟、饮酒、作息不规律等会使晨勃次数减少

勃起，是男性与生俱来的能力，是一件复杂而神奇的事情，它有三种方式。

反射性勃起	直接的性接触，如外部摩擦等局部刺激；来自内部器官的刺激，如对直肠和膀胱的刺激
心理性勃起	听觉视觉刺激或性幻想
夜间勃起	夜晚睡眠期间

小贴士

不少人认为，晚上入睡前最适合做爱，一场热辣的性事结束后便可以立即睡眠休息。其实，晚上并不是最科学的性爱时刻，尤其是对于工作繁忙的人来说，忙碌了一天后，晚上性激素会减退，性欲也会随之降低。

其实，清晨才是男女性欲最“吻合”的时段，此刻男女“性”致都很高。这是因为经过一夜的休息，人们的体力得到了恢复，而晨勃又让男性阴茎比其他任何时间都坚硬，勃起时间更持久，也会让男性在性爱方面更自信。

不过，时间仓促的上班族基本在早上不会有这种闲情逸致，不妨选择休息日的清晨，享受性带来的美好吧。

8 招助勃起

法国《男性健康》杂志曾总结了 8 个方法，让男性在做爱时阴茎勃起更持久，下面就一起来看看吧。

1. 控制兴奋程度

性反应过程分为四个阶段：兴奋期、持续期、高潮期、消退期。把自己的兴奋期状态划分为 10 个等级，维持在第 7 个等级即可。

2. 按压尿道

当你发现做爱时身体反应太迅速，出现过热状态时，可轻按阴茎下方，给尿道施加一些压力，这样可适当减少阴茎内的血液，抑制欲望。

3. 自我训练

在自慰时让自己坚持 15 分钟，但获得快感的同时，也别忘了在脑海中幻想对方达到高潮后的样子。英国人就是这样训练自己的。

4. 加强肌肉锻炼

加强锻炼可控制射精的肌肉，多做收缩臀部和骨盆肌的凯格尔运动，坚持 10 秒后再放松，这样反复做几次。

5.“浅尝”运动

爱爱时不要过于深入，停留在女性阴道内 2~3 厘米处，保持较小的活动幅度。

6. 别忽视第二次

高潮后人们本能的反应是睡觉，但你可以试着抑制一下这种欲望，注意把握对方的兴奋感，然后酝酿再次进入。大多数男性在第二次性爱时都能持续更长的时间。这样多练习几次，也可以让日后的第一次爱爱更长久。

7. 变换姿势

女上体位时，男性阴茎受到的刺激会较小，可以延缓男性射精的时间。不过，也要注意让女性的活动幅度减小，因为速度过快会让男性吃不消，反而会使耐力下降。

8. 顺其自然

大脑里有一块负责性高潮的区域，当你渴望或者想要控制性高潮的时候，它就能感知得到。而越想获得这种快感，它来得就越快。

不要急于获得性高潮，多些身体接触，如让对方柔滑的大腿碰触自己的臀部，快乐一样会弥漫全身。而关于爱爱的最佳时长，最科学严谨的调查数据也不如两个人的亲身体验来得真实。

08 “蛋蛋”与你“朝夕相处”，可你其实并不懂它

先来做个脑筋急转弯：男人身上哪个地方能“四两拨千斤”？答案你一定绞尽脑汁也很难想出来，它就是“蛋蛋”，男人的睾丸。

睾丸无论尺寸、硬度如何，都能决定男人的性特征、性能力、生育能力等一系列人生大事，也被誉为“精子和雄激素的加工厂”“男人性欲的发动机”。不过，最近它又有了新的头衔——“男人身上最聪明的器官”。你知道为什么吗?

睾丸是男性最“聪明”的器官

1. 睾丸知冷知热

睾丸藏在阴囊里，天气热了，阴囊会主动松弛下来，以加快散热；天气冷了，阴囊又会缩紧上提以保存热量，减少散热。睾丸根据环境温度随机应变，便可以让自己时刻处于最佳的温度之中。

2. 睾丸有很强的自我保护意识

当人类处于紧张和危险状态时，睾丸就会迅速上提，并被阴囊紧紧地包裹住，以躲避危险。

3. 睾丸是个“活跃分子”

睾丸并不是一味地跟随阴囊和身体的运动而运动。一个姿势待久了，它就会自己“活动活动筋骨”，如果仔细观察，你就会发现睾丸在阴囊中也能自己进行扭转活动。

4. 睾丸是男性的“命根子”

从医学角度来讲，睾丸在人体中的作用主要是产生精子和雄激素。两个睾丸每天可产生 7000 万 ~ 1.5 亿个精子，这些精子担负着传宗接代的重任，其重要性不言而喻。

雄激素是形成和维持男性特征的重要物质。一位正常的男性，只有在雄激素的作用下才能赢得“坚强、勇敢、进取”等赞誉。雄激素还会刺激附睾、前列腺、阴茎等男性器官的生长、发育及成熟，并维持男性第二性征，如骨骼粗壮、肌肉发达、声音低沉浑厚、喉结突出、胡须生长等。

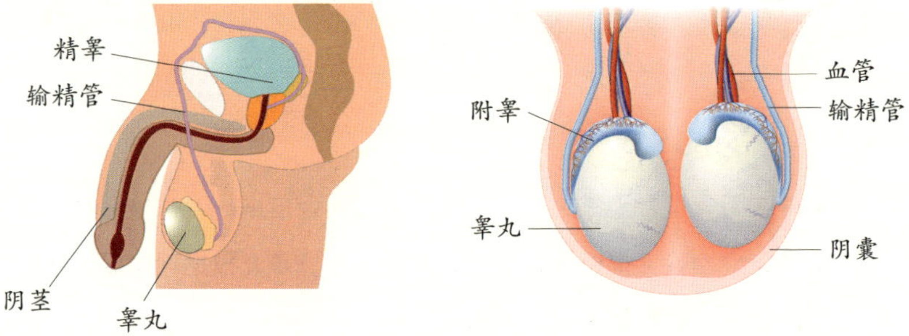

成年男性睾丸

“OK”手势自查睾丸健康

虽然睾丸非常重要，但许多人却并不了解它。有位科学家曾说过，人们对自己睾丸的了解，远没有对月球的了解多。要想做个健康的男人，了解和保护睾丸至关重要。

睾丸对温度要求很高，它最喜欢的温度是 35℃。当周围温度超出了它的调节范围时，它就很容易受伤。因此，男性要少坐软沙发，尽量穿着宽松透气的裤子，少蒸桑拿，给睾丸创造一个轻松的“工作”环境。

关于睾丸的健康，泌尿外科医生还有一个简单的检测方法，那就是用拇指与食指做“OK”手势，用两个手指围成的圈去套睾丸，来进行自我检查。自我检查的最好时机是在沐浴后，因为这时阴囊的皮肤比较放松，检查会比较容易。

自我检查时应重点检查以下事项。

检查事项	正常状态	异常状态及原因
睾丸大小	睾丸可以刚好塞进拇指和食指做“OK”手势时所围成的圈中	很松或无法塞进说明睾丸大小异常
睾丸体积	中国成年男性的睾丸体积为 15~23 毫升，两侧睾丸的大小差异不超过 2 毫升	成年男性睾丸小于 12 毫升为发育不良或睾丸萎缩；体积异常增大则可能是睾丸精液囊肿或肿瘤
睾丸位置	阴茎下方	睾丸位置过高，位于腹股沟，甚至在肚子里，睾丸功能都会受到影响
睾丸质地	质地硬且有一定弹性	硬而没有弹性，或过于柔软，都表明睾丸内部组织可能遭到了破坏

建议男性每个月都用“OK”手势检查一下自己的睾丸，以便及早发现问题，接受治疗。

为什么"蛋蛋"总是"汗流浃背"？

"出一身健康汗"可能是不少人在夏季的健康秘诀。无论是在健身房里，还是在跑道上，出汗都会让我们的身体接受异常爽快的"洗礼"。可是，有一个地方出汗，让硬汉都无法忍受，那个地方就是阴囊。

可别觉得这是个稀罕事，不信你问问身边的男同胞，一到夏天阴囊就出汗、瘙痒，有时有异味，同时发现小便变黄、精液量变少的人，绝对不在少数。

5 类人最易"蛋蛋"出汗

阴囊出汗是夏天比较常见的男性疾病，中医称之为"阴汗症"，主要是指男性外生殖器及周围部位汗出异常的一种症状。

阴囊是睾丸的"空调"，通过发汗散热，可以使其局部保持比正常稍低的温度，有利于精子发育。但若出汗严重，不仅会带来不适，更会损害健康，影响男性性功能，使性生活质量明显下降。以下便为你列出 5 类阴囊出汗的高发人群。

人群	原因
高温环境工作人员	厨师、锅炉房工人等。周围环境温度过高会增加人体排汗
偏爱紧身裤的男性	内裤过紧、不透气，影响阴囊散热，易出现外生殖器局部出汗增多的现象
久坐的男性	长时间玩游戏的男性、高强度备考的高三男生、赶工期的程序员及设计工作者等。容易因局部血运减弱，散热减少而增加排汗
酗酒、熬夜、频繁排精的男性	不良习惯容易引发慢性前列腺炎，出现生殖器不适，甚至阴部瘙痒、尿频、尿分叉等症状，多见于青壮年
阳气不足的老年人	常见症状为阴部汗出异常，并伴随体弱、性生活减少等情况。建议艾灸关元穴、肾俞穴等，这样做效果还不好的要到正规医院就诊

不同人群的“蛋蛋”解救指南

对于阴囊易出汗的问题，男科专家针对以上不同人群给出了权威的“治疗处方”。

处方 1	前三种情况（高温环境工作、爱穿紧身裤、久坐），只要离开工作环境或改变生活习惯，症状就会自动消失，无须药物治疗
处方 2	如果阴囊出汗是由慢性前列腺炎引起的，应积极治疗原发病
处方 3	出汗明显，且有明显异味的，尽快到正规医院就医。如果不方便立即就诊，可以外用婴儿爽身粉，或者用中药熏洗，用五倍子 30 克、地肤子 30 克、枯矾 20 克、荆芥 30 克，煮水外洗

“蛋蛋”保养手册

“蛋蛋”的保养需要从生活点滴做起，首先，要做到以下几项，呵护它的健康。

清洁	日常生活中，男性要注意个人生殖器区域的卫生，每天晚上用温水清洗外生殖器，防止汗液积聚
饮食	清淡饮食，改变嗜酒、嗜食辛辣刺激食物、熬夜、久坐等不良生活习惯
穿衣	尽量穿宽松、棉质、吸汗、透气的内裤，增加散热，减少出汗；同时也要勤换内裤
疾病	有些男科疾病，如慢性前列腺炎、阴囊湿疹等也会表现出阴囊出汗、瘙痒不适等症状，这属于疾病范畴，建议尽早治疗。否则易加重病情，影响性功能，甚至降低青年男性的生育率；对老年男性则会导致免疫力下降，还可能增加龟头炎、阴囊湿疹的发病率

关于“蛋蛋”的5个事实

1. 性欲得不到释放会让睾丸变蓝胀痛吗?

睾丸变蓝是真实现象，但与之相关的疼痛时间长短则因人而异。睾丸变蓝是禁欲时间过长所致，通常通过自慰或性生活达到高潮（射精）即可释放睾丸负担，缓解不适。

2. 只有一个睾丸会影响生育吗?

睾丸具有产生精子和分泌雄激素两大功能。事实上，睾丸产生的精子数量多得惊人，每天可达上亿个。因此，即便只有一个睾丸，只要其功能正常，也完全能产生足够的精子以满足生育的需求。

3. 睾丸会隔夜收缩吗?

睾丸大小多变是一种错觉。睾丸在阴囊内，平时会与身体稍微分开，以保证其温度可以略低于身体核心温度。这一点对维持睾丸健康至关重要。

当人体处于放松或气温较低的环境中时，睾丸便会适当地靠近身体。但是，在进行性爱活动或身体活动的时候，人体核心温度上升，睾丸就会处于阴囊中较低的位置，这让睾丸看上去比平时更大，但其实不是。

4. 睾丸一高一低正常吗?

多数男性双侧睾丸的高度不同。有数据显示，超过 85% 的男性两侧睾丸高低不一，而且大部分是右侧睾丸比左侧略高一些。

5. 踢男性“蛋蛋”会伤害其健康吗?

睾丸受伤十分危险，不仅会让男性疼痛难忍，而且还容易使人恶心或头晕，严重时甚至会使男性不育。

9

前列腺操控着一半的性能力，但它藏得很深……

在这个看颜值的年代，不少人拿外表来衡量他人。比如，有以下特征的男性，往往被认为性能力很强：鼻子大、汗毛盛、屁股翘。其实这些都不科学。

不过，男性体内确实有一个女性没有的"专属性腺器官"，它掌管着重要的性功能，却往往被忽视。这个器官深藏于男性的盆腔底部，不会被任何人看到，只有大夫戴上手套，把手指从肛门伸进直肠才能触摸到。它就是前列腺。

我可不是一般的"小栗子"

前列腺位于盆腔底部，其大小、形状如同一颗倒置的栗子，其上部与膀胱相贴，下部与泌尿生殖膈贴合，前面挨着男性的耻骨联合，后面则挨着直肠，男性的尿道从前列腺腺体中间穿过。

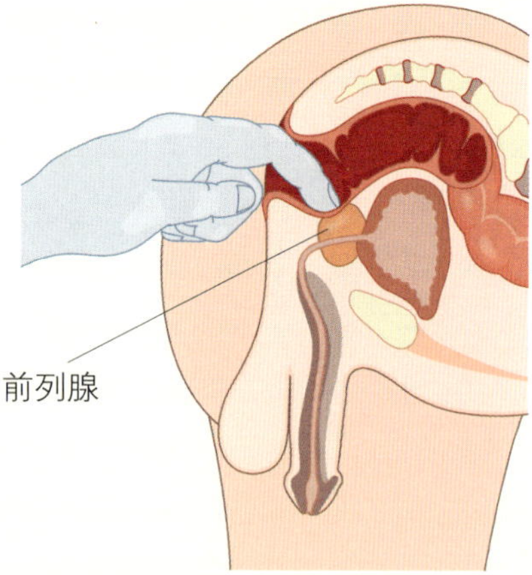

成年男性前列腺位置图

前列腺具有以下几个特点：

1. 藏得深

前列腺位于盆腔底部，其上方是膀胱，下方是尿道；前面是耻骨，后面是直肠，十分隐蔽。

2. 装得多

尿道、射精管等好几条管道都从前列腺穿过，哪条不顺畅都不行。控制排尿、运输精液等都是前列腺的职责。

3. 长不停

随着年龄的增长，很多器官都会衰老萎缩，但前列腺会不断生长。男性幼年时前列腺体积很小，青春期时可增加至 1 倍以上，20~50 岁相对稳定，50 岁后又开始增大。

4. 易生病

发炎、增生、癌症，这三种疾病时刻威胁着前列腺的健康，大多数男性一生中都会遭受至少一次前列腺问题的困扰。而在这三种疾病中，前列腺炎是最常见的，而且有越来越年轻化的趋势，它的常见症状有：尿频、尿急、尿痛、下腹会阴坠胀、性功能受影响等。

要想守护前列腺的健康，请做好以下这些事：戒烟限酒；及时排尿，保持大便通畅；避免久坐；避免吃过辣的食物；性生活适度，不要纵欲。

小贴士

据调查，50％的 50 岁以上男性和 75％的 80 岁以上男性都有前列腺增生；而 9％～16％的男性会患前列腺炎。

责任重大的前列腺

前列腺虽然并不起眼，位置隐蔽，体积又小，却承担着非常重要的生理功能。可以说，前列腺是一颗责任重大的小栗子，而其功能主要有以下4点。

1. 分泌前列腺液

前列腺每天可以产生约2毫升稀薄的前列腺液，这是精液的重要组成成分，不仅对维持精子正常的功能具有重要作用，还对生育非常重要，能促进受精卵的形成。

2. 内分泌功能

作为一个内分泌腺，前列腺会分泌前列腺素，并将其释放到血液和组织器官中，从而对内分泌、生殖、消化、泌尿及神经系统都起到重要作用。但要知道的是，前列腺素并不只来自前列腺，人体许多组织细胞都能产生。

3. 控制排尿功能

前列腺环绕着尿道，当有排尿冲动时，伴随着膀胱逼尿肌的收缩，前列腺参与构成的尿道内括约肌则会松弛，从而使排尿顺利进行。如果前列腺“生病了”，例如发生前列腺增生等，尿液就会因排出不畅而残留在膀胱中，最终致病。

4. 运输精液

两条射精管从前列腺中间穿过。射精时，前列腺和精囊腺的肌肉收缩，可将输精管和精囊腺中的精液经射精管压入后尿道，进而排出体外。

前列腺的性爱秘密

说了这么多，男人们一定清楚了这颗“小栗子”的大功劳。可是，前列腺还有两个小秘密你一定不知道。

1. 前列腺是男性最敏感的部位之一

对前列腺进行适当刺激，可以引起男性的性兴奋，所以，前列腺也相当于男性的G点。很多性学专家认为，男性的性高潮就始于前列腺，他们把这种现象体验称作“前列腺高潮”。因为女性没有前列腺，所以这种快感恐怕只有男性自己知道了。

小贴士

如果你想体验一下前列腺高潮，可以按以下方法尝试：首先，做好清洁；其次，用润滑剂润滑肛门；然后，给你要用的手或器具消毒，戴上套套，并在套套外再涂一层润滑剂；最后，现在你就可以尝试刺激前列腺了。当然，有很多男性都会希望伴侣对自己这样做！

要注意的是，第一次刺激前列腺可能感受不到快感，甚至会有痛感，这就需要你们多练习，不断调整姿势和角度了。

2. 适当自慰可以保护前列腺

对一个性发育正常的男性来说，经常出现性冲动是不可避免的，而随着每次性冲动的发生，生殖系统相关腺体的分泌物也会随之增多，血管也会随之扩张充血。前列腺就是一个分泌器官，随着一次次性冲动的出现，前列腺的分泌液在不断增多，因此需要定期排放。

规律的性生活可以有效排出腺体液，给前列腺“减负”。在性爱快要达到顶点、即将射精的几秒钟内，前列腺液会由腺管释放出来，排出体外。而如果长期压抑性欲，又缺乏自慰，前列腺产生的分泌物和局部充血都得不到宣泄，交感神经持续兴奋，就会加重排尿梗阻症状和尿路刺激症状，导致或加重尿频、尿不尽等症状。

最后，一起来读读《给前列腺的情书》：

当我意识到你的重要，才懂得善待、养护你

在这里，我承诺一辈子这样做

戒烟限酒

绝不贪辣

告别久坐

不能憋尿

大便通畅

规律性爱

10 上下两个亿的交易，你的“小蝌蚪”身价有多高？

华灯初上，星光璀璨，女孩和心爱的他坐在烛光前。他嘴唇微动，好像要说点什么，却欲言又止，女孩心中小鹿乱撞。他终于鼓足勇气，说：“其实，我是个亿万富翁，你愿意接受我和我的上亿财产吗？”女孩眼泛泪光，说：“我愿意。”

停！故事可以先暂停一下！其实，上面场景中的这个男人可能并非钻石王老五，但他也确实有上亿“资产”，因为，男性一次射精就可释放出约2亿个精子。而男人想拥有健康的精液，就需要从这篇文章开始了。

一颗完美小蝌蚪什么样？

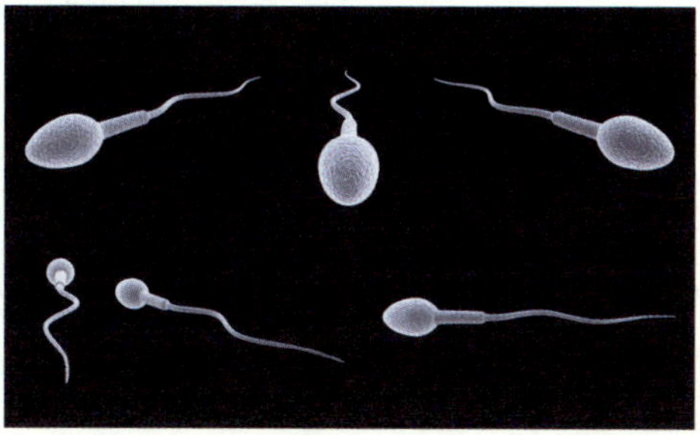

精子细胞

成熟健康的精子形似蝌蚪，分为头、颈、体、尾四部分。在正常人的精液中，也会存在畸形精子，但一般畸形精子量低于30%。

在平时的生活中，男性

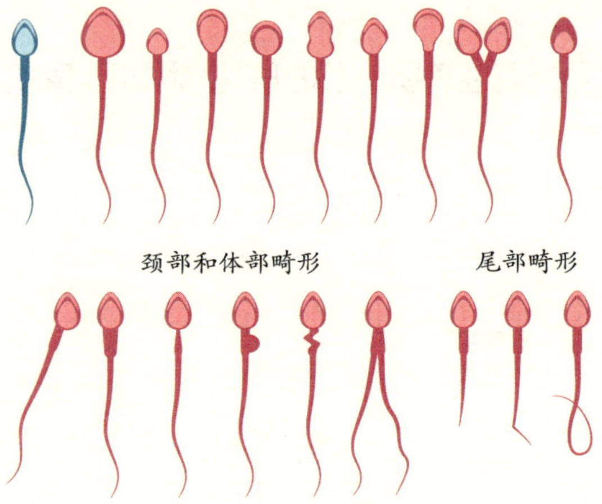

正常精子和非正常精子对比图

注：顶体，精子头的顶端一个膜性帽状结构，它覆盖着精子核的顶端。

可以通过对精液的观察，来判断自己的精子是否正常。

观察事项	正常状态	异常状态及可能的原因
容积	大于等于 2 毫升	多于 7 毫升为量多，可能是患了精囊炎；少于 2 毫升为量少；1 毫升以下为过少，容易导致不育
颜色	灰白或略带黄色	禁欲时间较长，精液则会偏黄；有炎症时精液呈乳白色或略带黄绿色；精囊炎或前列腺炎会导致精液呈红色
气味	淡腥味	禁欲时间长，会导致精液气味较大；如精液有明显臭味，则可能是受到了感染
液化时间	30 分钟内液化为稀薄透明类水的状态	超过 30 分钟还未液化属于异常

9 大威胁悄悄“谋杀”精子

威胁 1：食品包装、化妆品中的某些成分

德国研究协会发布的新闻公报说，全球男性精子数量的减少可能与邻苯二甲酸酯有关。这一物质会干扰内分泌，使精子数量减少、运动能力降低、形态变得异常。

邻苯二甲酸酯用途广泛，被普遍应用于玩具、食品包装、壁纸、清洁剂、润滑油、指甲油、头发喷雾剂、香皂、洗发液等数百种物品中。

威胁 2：汽车尾气

汽车尾气中含有大量有害物质，如二噁英等，长时间与此类物质接触会让睾丸发生形态改变，并使精子数量减少、生精能力降低。

威胁 3：烟酒

烟草中含有的尼古丁和多环芳香烃类化合物，会引起睾丸萎缩和精子形态改变。而慢性酒精中毒的患者也会出现睾丸萎缩的情况，这会导致精液质量下降。

威胁 4：雌激素

雌激素会引发睾丸组织结构变化，导致内分泌紊乱，降低精液中精子的数量。男性短期服用含有雌激素的药物并不会对生殖系统造成明显影响，但长期接触含有雌激素的物品，则会对生殖健康造成极大危害。

威胁 5：缺乏微量元素

与男性生育能力相关的微量元素主要包括锌、硒、铜、钙和镁等，任何一种的缺乏都会降低精子的活动能力。

威胁 6：温度过高

高温会对睾丸产生损害，影响精子活力。生活中，男性应尽量避免在高

温环境中停留过久，如缩短洗桑拿浴、泡热水澡的时间等。

威胁 7：长期服用激素、抗生素类药物

长期使用激素、抗生素类药物，易损害男性性腺功能，导致精子数量和质量下降；这类药物也会通过影响性腺的内分泌功能，导致性功能障碍。因此，对于未婚未育者来说，选择性保健品或药物应格外小心。

威胁 8：噪声

“环境激素”理论认为，环境中的噪声会扰乱人体内分泌，对男性来说，则会导致精液和精子异常。

威胁 9：辐射

大剂量的辐射，会引起睾丸组织结构的改变，增加精子的畸形率，降低精子的数量、密度等。但对于小剂量的辐射是否会引起不育，目前还存在争议。

全方位精子提升计划

男性精子的质量会影响受精效果。如果想提高自己精子的质量，男性需做到以下几点。

1. 没有大肚腩

与腰围较小的同龄男性相比，腰围大于 100 厘米的男性正常活动的精子浓度明显更低。体重太重，特别是腹部脂肪过多，可能会干扰雄激素的正常释放，同时也会影响精子的产生和发育。

2. 穿宽松衣裤

紧身裤，特别是紧身三角裤会令精子“窒息”。与穿紧身短裤的男性相

比，穿宽松短裤的男性发生活动精子数偏低的风险要低 24%。这是因为宽松内裤不会像紧身内裤那样让阴囊温度过高，所以能提高精液质量。还有证据表明，阴部温度过高会阻碍精子的产生。

3. 多吃深海鱼

吃鱼多的男性比吃鱼少的男性精子浓度要高 65%。吃鱼，尤其是三文鱼和金枪鱼等深海鱼，对精子的健康具有一定的保护作用，这与鱼肉中丰富的 ω-3 脂肪酸关系极大。

4. 常进行锻炼

锻炼不仅有助于控制体重，而且可以提高体内抗氧化剂的利用效率，并能防止自由基损伤精子细胞。研究表明，每周进行 15 个小时以上中高强度运动的男性，比运动时间少的男性精子浓度要高出 73%；每周看电视超过 20 个小时的男性，精子浓度比看电视少的男性要低 44%。所以，久坐不动的工作狂和宅男们可要格外注意了。

5. 慎用塑料容器

部分塑料容器在微波炉中加热时会释放有害物质双酚 A，这些物质会进入容器内的食物，而它们正是杀死精子的主力之一。因此，用微波炉加热食物时，最好用玻璃容器或不含双酚 A 的塑料容器。

11 那里干净的男人，才有上床的资格

男人可以邋遢到什么地步？有人说他可以内裤穿两天，然后翻过来再穿两天。有人说他会把所有的脏内裤、袜子攒攒一起洗。不得不说，因为懒，他们已经各出奇招，但男人们却不知道，这样一个小小的坏习惯，可能会造成难以承受的后果。

对男性来说，做好生殖系统的护理工作至关重要，如若不然，则会加大患生殖系统疾病的风险。了解以下内容，对男性进行私处护理具有重要作用。

男性的私处有不少“天敌”

1. 怕湿热

睾丸中精子的生成和成熟需要较凉爽的温度，最理想的温度是35.5~36℃。经常洗桑拿、长途驾驶、久坐、穿透气性差的裤子等，都容易使会阴部温度升高，影响精子的产生和成熟。长期处在潮湿闷热的环境下，还可能患上股癣、阴囊湿疹等皮肤病。

2. 怕挤压

爱爱中过度兴奋或采取不当的姿势，很容易导致包皮撕裂、包皮系带断

裂和阴茎海绵体断裂等，造成生殖器肿胀瘀血、排尿困难，甚至阴茎弯曲变形、出现勃起功能障碍等。

穿紧身牛仔裤、久坐、运动不慎等也可能伤害睾丸，造成阴囊血肿或睾丸裂伤。

3. 怕烟酒

研究表明，吸烟对精子的生成、成熟有明显的不利影响，并会使畸形精子的比例升高。

酒精是一种性腺毒素，一次过量或长期大量饮酒会损害男性睾丸的间质细胞，使血液中睾酮的水平降低，从而造成性欲减退、精子畸形和阳痿。

4. 怕寒冷

一般来说，环境太冷会导致男性性功能下降，男性的阴茎、阴囊在寒冷的环境下会收缩，触觉会变得不再敏感。寒冷还会诱发或加重前列腺疾病，引发早泄、射精痛等不适。

过得再糙，私处护理也要“精细”

就算你平时是大大咧咧的男子汉，在私处护理这件事上，也该学得“精细”些。下面这 8 条小提示，能轻松助你保养私处，干净健康地享受性爱。

1. 保持私处的清洁干爽

生殖器有汗味，湿乎乎的，不仅会影响女性性欲，也会降低男性性自信。因此，在游泳、洗浴、出汗后，男性要注意将关键部位弄干爽。性爱前，如果不洗澡，也最好做局部清洗，尤其是要确保把包皮周围的残留聚集物洗干净。

2. 学会自检生殖器

养成检查阴茎和睾丸是否有异常情况的习惯。异常情况包括有肿块、感觉疼痛、皮肤发红等。洗澡后是自检的最好时机，男性要留心，一旦发现问题应及时咨询医生。

3. 保持阴毛卫生

在国外，男女是否应该修剪阴毛已成为一个争议很大的问题。专家建议，最好不要过度修剪阴毛。阴毛不仅能保持生殖器的清爽温暖，在性爱时还能起到一定的遮羞作用；而且，阴毛还能够集聚、散发性激素，有助于男女相互吸引。是否修剪阴毛也许对国人来说还有些超前，但阴毛卫生却是不应忽视的问题。美国性学家塔温纳曾指出，无论男女，都要清洁阴毛，因为那里最容易藏污纳垢。

4. 戴好安全套

许多常见的性行为都可能导致皮肤细小的撕裂和出血。所以，如果不是在备孕，那么男性平时一定要将安全套放在随时可以拿到的地方。

5. 不要用过浓的清洗液

不管多么注意性器官的卫生，那里依然会有些气味。不过，清洗时也不要把浴液或者其他除味洗液直接抹在性器官上面。因为这些护理用品可能不仅不起作用，还会因为刺激而导致皮肤不适。其实，使用香皂和清水清洗就足够了。

6. 穿宽松的内裤

如果内裤包裹过紧，会导致睾丸温度过高，影响男性的生育能力，甚至还可能引发感染，所以最好穿宽松的内裤。

进行体育运动时，穿有支撑的运动专用内裤非常重要，不过，出汗后一定要记得清洗身体，以保持卫生。

7. 同伴侣交流性健康

高质量的交流是性爱卫生的重要保证。性爱后是交流性健康的好时机，双方可以指出希望对方改进的不良卫生习惯。如果有性健康方面的问题，也要向伴侣坦诚，共同面对。

8. 与伴侣相互留意提醒

亲密的伴侣可以通过留意对方的性卫生和性健康，来避免一些性问题和性疾病。但是，一些问题还是需要专项检查。别忘了在每年的体检中加入生殖健康检查这一项，这可决定了你接下来一整年的健康“性福”。

小贴士

私处清洁，你真的懂了吗？

保持私处的清洁，不仅安全卫生，还能提升性欲，男性清洁私处时要注意以下几点。

1. 洗澡时，水温不宜过高，最好不要超过38℃。男性可以用莲蓬头将温水淋至阴茎根部周围，增加局部血液循环，缓解睾丸和阴茎的疲惫感，以帮助勃起。

2. 大腿根内侧的腹股沟也要适当用温水给予刺激，并同时用两个手指从上向下抚摩腹股沟，这样可以增加对性器官的养护。

3. 冷热刺激也可以达到提升性能力的目的。将毛巾放在冷水中浸泡，拧至半干后，敷于外阴部，两三分钟后换用热毛巾敷，连续做三四次，坚持做数周，会有明显的效果。注意水不宜过冷，也不宜过热。

内裤里的健康学问

内裤是最贴身、最私密、陪伴我们时间最长的衣物。同时，它里面的健康学问也最多。有调查显示，现代男性每年购买内裤的花销，占其服饰总花销的 1/3。不过，舍得花钱，并不意味着大家都懂得健康。

英国《每日邮报》调查指出，在穿内裤方面，人们经常会犯材质选不对、穿得太松或太紧、款式不适宜、不常换洗、一条内裤穿几年等错误。下面，就来看看内裤到底应该怎么选。

注意事项	目标	建议	原因
材质	亲肤	纯棉	材质选择不当会导致皮肤发红甚至出现刺痛感，甚至会擦破皮肤或加重男性常见的皮肤病"股癣"
尺寸	使睾丸部位感到舒适	"量身定制"	当内裤既不会在男性私处堆起褶皱，又不会紧贴身体时，就是相对合适的尺寸
款式	保护精子浓度	四角内裤	四角内裤能为睾丸提供相对适宜的温度，让精子质量更有保障。除尺寸要合适外，建议选择收口的、长度略低于裆部一两寸的
颜色	减少化学成分对皮肤的伤害	最好不挑黑色的，浅色内裤相对较好	橡胶促进剂通常被用作质量较差、价格便宜的内裤染料，黑色的内裤用这一染剂的可能性更大，因此这类内裤更容易造成接触性过敏
换洗	预防细菌	每天换洗	如果不每天换洗内裤，易加重皮肤瘙痒的症状，也更容易引起细菌及真菌感染
穿着时间	保证私处的干燥和舒适	不用一天 24 小时都穿着内裤	晚上回家可以换上更为宽松的棉质衣服；晚上也可以选择裸睡

也许，你连小便都不懂！

男性的尿道与外界相通，容易招致细菌、病毒等微生物的感染，甚至还会波及前列腺。此外，爱爱时，男女双方生殖器上的细菌也可能会趁机进入对方的尿道、生殖道。

为了把一切影响性生活的因子扼杀在摇篮里，你一定得从小便后开始，学会保护自己的“下三路”。

1. 小便后别立刻坐下

男性排尿后如果马上坐下，会导致残留尿液倒流，给尿道中的细菌以可乘之机，容易诱发前列腺炎。

排尿后，可用手指在阴囊与肛门之间的会阴处挤压一下，这样做有助于排出膀胱中的残留尿液，也对治疗慢性前列腺炎有一定好处。

2. 不要蹲着或坐着小便

男性的尿道呈 S 形，站立时受到重力影响，尿液可自然排出。如果坐着排尿，尿道会变成倒钩形，压迫感会造成盆腔充血，因此尿液相对较难排出。这样时间长了，膀胱、尿道就可能会出现炎症；而蹲着小便也会让尿道压力发生变化，尿液可能会逆流回到膀胱，从而诱发炎症。

3. 小便劲大不代表性能力强

不少男性都用小便的声音、力度和时间长短来衡量性能力，实际上，它们没有太大的关系。性能力在很大程度上取决于阴茎勃起的硬度和持久能力，这与阴茎的血液微循环有关，和小便的表现并无关系。

4. 偶尔出现尿分叉现象不用担心

尿分叉，主要是因为尿道或尿道开口处有阻塞。比如，憋尿会使膀胱内压力增大，排尿时力量大的话就容易暂时改变尿道口形态，造成尿分叉现象；男性在射精后因部分精液还残留在尿道中，再加上勃起还没完全消失，也会出现尿分叉现象。

以上两种情况引起的尿分叉都是正常的，但如果出现持久的、高频率的尿分叉，就要去医院做下检查了。

PART 3

为爱而“爱”，为幸福而“性福”

01

正确的上垒顺序，给你一场完美的性爱

性爱中的“上垒顺序”，是借用棒球中的相关术语来形容性爱中男女身体接触的顺序。而身体接触，是完成一场酣畅淋漓的性爱的必备条件。身体接触不仅仅指性器官的接触，还包括牵手、接吻、爱抚等。

与棒球一样，性生活中的身体接触也是有顺序的。按照科学的顺序来，能让性爱变得更加完美。

一步一步，“吃掉”他（她）

牵手

在性爱过程中，“牵手”是身体接触的第一步。

最能调动女性情欲的举动之一就是和她牵手。女性手掌上有超过 4 万个神经末梢，所以手掌是女性非常敏感的部位之一。在进行一场性爱前，男性不妨把伴侣的手牵起放在自己的手心；一起走路或看电影时，也可以去挑逗她的手心。对女性来说，牵手不仅是身体上的接触，更意味着肯定、亲密和不离不弃。

平时走路手牵手也能增强幸福感。有调查显示，与那些一前一后走路的

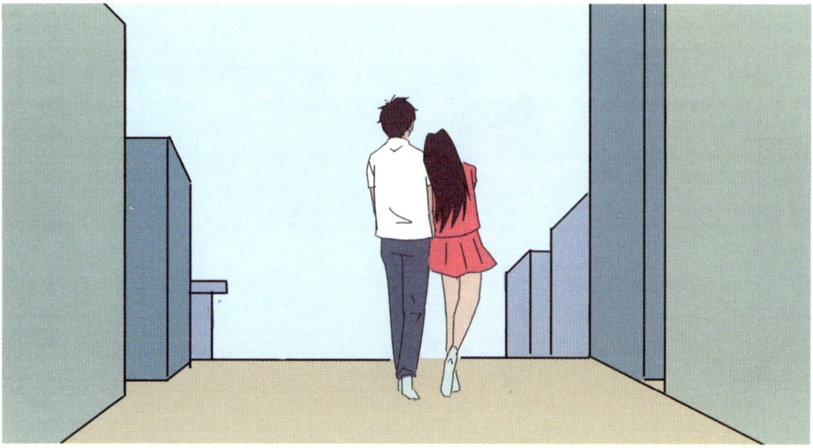

夫妻相比，牵手走路的夫妻幸福感更强。因为牵手并排走路不仅能够增加身体上的接触，还可以增加分享和交流彼此想法的时光，让你们感觉是在浪漫地慢慢变老。临床性学家查利·费勒建议，伴侣每天至少牵手 5 分钟。

接吻

接吻是人通过嗅觉和味觉评估潜在伴侣的一种本能。心理学研究发现，接吻可促进催产素的分泌，有助于拉近伴侣之间的距离。没什么比接吻更能让人感到亲密的了，不管是轻轻的一个吻，还是令人窒息的长吻，都能令人心潮澎湃。

进行性生活时不要直奔主题，激情前的亲吻非常重要。轻舔和吮吸等亲吻动作都是表达亲密的好方法。亲吻应该循序渐进，慢慢探索伴侣的嘴，不断扩大唇舌的纠缠，动作要快慢强弱交替，正确把握亲吻的节奏。当伴侣逐渐进入状态时，可以尝试深吻。深吻应爱意绵绵地“小火慢炖”，切忌敷衍了事。亲吻的时间越长，性爱的质量也会越高。

亲吻的范围不要局限在嘴唇，还可以扩展到全身。对身体多些亲吻，吻

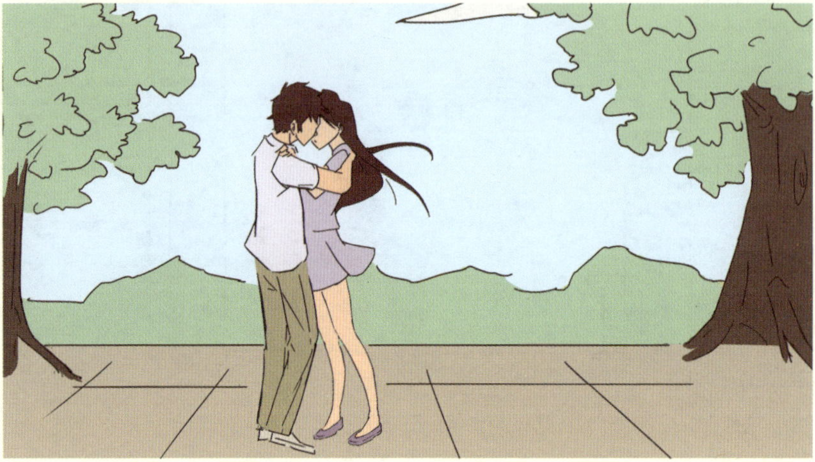

那些对方想不到的部位，不但能增加彼此的信任，还能立即调动起对方的性欲。例如，亲吻爱人身上的敏感区，能给伴侣带来愉悦的快感，让性爱水到渠成。或者尝试从上至下吻遍全身，从嘴唇到乳房再到腹部，一直到大腿内侧，这样的前戏更能促进女性的高潮。

爱抚

前戏中最重要的一个环节就是爱抚。

爱抚时要找对位置。调查发现，正确的爱抚是使伴侣达到欢愉的关键所在。饱含深情地用手指爱抚，可以迅速传递情欲。爱抚应从最不敏感的部位开始，逐渐向敏感部位转移。一开始就抚摸最敏感的部位，可能会适得其反。

男女喜欢的抚摸方式不同。女性更在意抚摸的力度，通常喜欢由轻到重地按压。除了乳房和阴蒂，男性还可以用手抚摸伴侣的脸颊、耳朵、前臂、大腿内侧等部位。

女性的乳房是男性爱抚的主要“阵地”。男性在接触女性乳房时，不要一上来就刺激乳头，可以先用手掌将整个乳房盖住，温柔地揉动，确保手掌与她的乳头之间有种若即若离之感，力度要轻，直到乳头有反应，再用食指和拇指轻捏乳头。

伴侣之间，探索彼此的身体还可以增强互相的了解，激起双方的性欲望。而这时就可以用各种你能想到的“坏坏的”招数来挑逗、探索她的身体了。

性器官的接触

当一切都“准备就绪”，便可以开始一场性爱中最重要的部分——性器官的接触了。了解最佳性爱姿势有益于改善性爱体验，增强性快感，提升性生活质量。专家给出了男女感受最好的 3 种性爱姿势，分别是女上位姿势、反向女牛仔姿势和后入式。

在进行实质性爱的过程中，想要获得完美的体验，除了身心投入地进行单纯的“活塞运动”，更关键的是要关注对方的感受，相互配合。例如，如果女性觉得男性对自己敏感点的刺激不够到位，可以对其说明，或者指导对方行动；而对男性而言，女性充满享受的肢体语言和高潮后的面部表情，无疑也是更强劲的刺激。

小贴士

性高潮是指男女在性生活时达到极致快感的巅峰，但并非所有人都能在性爱中获得高潮，尤其是女性。研究表明，在实质性器官接触过程中，仅有 25% 的女性能感受到持续性高潮。

女性获得高潮的方式有两种，一种是阴蒂型，另一种是阴道型。阴蒂型高潮来得较快，可以通过自慰和爱抚获得；阴道型高潮则要通过实质性交获得。要想获得更多高潮，双方应多多探索和开发新的兴奋点。

给年轻人的"初夜救火预案"

提到"第一次"，很多成年人都会陷入深深的回忆，不管是开心还是不悦，至少是人生迈向新阶段的一次体验。但是很多年轻人由于对性爱没什么了解，在第一次时难免会措手不及。那么，在第一次时究竟有什么可能会让你茫然无措呢？

1. 担心处女膜破裂

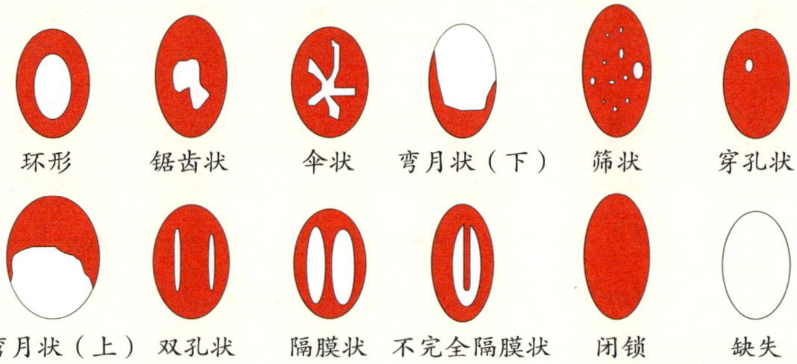

女性的处女膜有各种不同的形态，其作用是防止有害微生物及活动能力弱的精子进入女性体内。

很多少男少女认为，第一次性爱时一定会造成处女膜破裂，出现出血等现象。但实际上，约有 30% 的女性在第一次性交时不会出血或者出血很少，处女膜只有部分受损，因为她们体内的处女膜可能是弹性较强的伞形处女膜。也有很多女性体内的处女膜是极易破裂的多孔筛形处女膜，很可能在初次性交前就已经因为剧烈的体育运动、清洗外阴不当、卫生棉条使用不当、自慰不当等原因而破裂了。

请记住，第一次性爱时并非一定会有因为处女膜破裂而带来的疼痛，也不用过分担心。

2. 性爱疼痛，感到身体不适

很多种情况下女性都会感到性爱疼痛，最常见的有以下两种：一是男性插入得过快过猛，导致阴道肌肉受到牵拉，这时候女性应该充分表达自己的想法，控制男性的速度和深度；二是润滑工作不到位，如果阴道干涩或者润滑液不足，也会导致性爱不适，应该及时进行调整。

3. 情绪激动和紧张，导致动作粗暴、不当

一个有素养的人讲究“人品”，而在性爱中也应该讲究“床品”。性爱时提出任何强迫的、过分的要求都是没有素养的行为，女性或男性都应该立即要求对方停止和调整。请记住，性爱不是某一方发泄欲望的过程，而是一次你情我愿的幸福体验，千万别由着性子来。

02

在床上这样说情话，耳朵会怀孕

听爱人说情话，就像吞下一颗蜜糖，心里甜度“爆表”；而在床上听爱人说情话，就像吞下一颗蜜糖“炸弹”，能让你的情欲一触即发。所以，在与爱人耳鬓厮磨时，与其羞涩不语，不如学着说些会让他/她心跳加速的小情话。

为什么枕边情话如此撩人呢？这就是语言的力量了。男女亲热时，情话能带来亲昵感，帮助激发欲望。说一些平时羞于说出口的情话，像在爱人心上射了一箭，可以让爱爱的体验更加美妙。

情话的正确打开方式

说情话也是一门技术活，太粗俗露骨令对方反感，太含蓄羞涩又难以让对方领会。想要达到最佳效果，你一定不能错过这些技巧。

1. 循序渐进，从“素”到“荤”

亲热时可以从细小短暂的声音开始，例如亲吻时的喘息声，或者简单的“对”“我喜欢”。然后根据你们的性爱进展慢慢说一些有点“荤”的话。当然，也不要一晚上都在讲“荤”话，正常的称赞和肯定也很有必要。

2. 直截了当，但避开器官名

当提及对方的私密部位时，简洁明了的说法效果最好，例如“我想让你进入我”。最好不要用很正式的器官名称，过于专业的名词会浇灭欲火。

3. 放低声音

不管说什么情话，一定要让声音比正常情况下的更低、更柔、更沙哑。研究证实，男性更容易被女伴这样的声音吸引。

4. 给出明确指示

指示简便易懂，能提升对方的性技巧。比如男女亲热时，可以试试以下指示性的话语："爱抚我这里”“亲吻我那里”“脱掉你的衣服”“闭上你的双眼”“转过来”“把手放在这里”等。

5. 适当提问

另一种讲情话的方式是提问题，比如“这样感觉怎么样”“接下来你想让我做什么”“什么动作能调动你的快感”，等等。

6. 赞扬伴侣

每个人都喜欢被赞扬，而你既然已被床上的伴侣深深地吸引，那不妨再多赞美赞美对方吧。你可以夸赞对方的身体，赞扬对方迷人的容貌、诱人的体味和独特的嗓音等，还可以对双方在一起的美好感受进行点评。

7. 称赞越具体越好

对伴侣具体的称赞会显得你很用心。例如，笼统地说“你很漂亮”远不如说“你的双眼很漂亮”效果好。

8. 说出真心话

一定要说出自己的真心话，不能为了显示自己的风度或迎合对方的感受而说虚情假意的话。身体会说出真相，如果你说的话跟身体所表达的不一致，伴侣就会意识到你是在说谎。

这些话题最能挑起情欲

在柔软的床上，伴侣面对面侧卧，或者男性将女性轻轻地揽入怀中。此时气氛正好，你们可以聊聊这些“助性”的事。

1. 唤对方的昵称，表达爱意

大部分人都喜欢听爱人呼唤自己的名字，因为这可以增加亲密感，让人觉得自己在对方心中很重要。

英国一项调查显示，98% 的女性在听到伴侣的赞美时，会充满幸福感。表达爱意的话怎么说都不会让人厌烦，任何女性都无法拒绝“我爱你”的魅力。

2. 聊聊旅行经历或共同想去的地方

这个话题建立在对未来美好生活的憧憬之上，对此畅想一番，可以增加

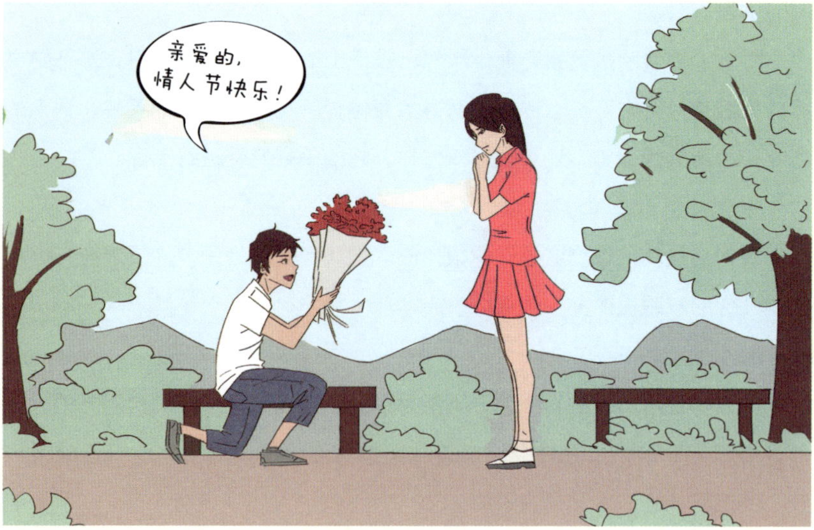

伴侣对未来的信心。你们可以简单规划一下，或只是想一想接下来的小假期要怎样一起度过，甚至五年、十年后一起去哪里旅行游玩，这样简单的做法就能对你们爱情的延续起到非常好的促进作用。

3. 表达感谢

向伴侣表达感谢有助于保持爱情活力和性爱激情，毕竟，谁不希望受到爱人的肯定呢？当然，如果伴侣在你不想爱爱时予以理解，你也一定要向对方表达自己的感谢，例如温柔地对他说："谢谢你的理解，亲爱的，下次我们来点特别的吧。"

4. 交流性幻想

《金赛性学报告》指出，67% 的女性经常会产生性幻想，而男性性幻想的频率则更高。伴侣之间彼此交流自己的性幻想，是一种很好的调情方式。而且，之后你和伴侣可以一起慢慢地实现彼此的性幻想，当"美梦成真"时你们一定会非常激动。

这些话题瞬间浇灭欲望

有些人把"一开口就招人烦"的特点也带到了床上，而当你在床上说了扫兴的话，跟随欲望一起熄灭的可能还有你的爱情。下面我们来看一下，在亲密的时候说哪些消极、否定的话，容易让人变得失望、焦虑，甚至瞬间丧失欲望。

1. "审问"对方

问对方"你刷牙了吗？洗澡了吗？"这类问题会让对方觉得自己不是在温暖、舒适的床头，而是在被审讯，不但心情会变得很糟糕，还会担心继续遭受批评，进而丧失欲望。

2. 经济问题

谈论经济问题说明你还没有完全投入到二人的亲密世界中去，这类问题也会让爱人开始考虑各种账单情况，甚至因此而产生自责感，使得两人再也没了激情。

3. 家庭琐事

在两人耳鬓厮磨时，谁也不乐意被孩子、公婆等话题打扰，更不愿意提及扫除、采买生活用品等琐事。如果实在想说，不妨问问自己：有什么烦心事是不能等下床后再谈的呢?

说“我想和你一起睡觉”的是流氓，而说“我想和你一起起床”的却是徐志摩。愿你在枕边有人的时候，能用一句话让他 / 她醉生梦死。

03
你的吻技过关了吗?

对于《白雪公主》这个童话故事，相信每个少女心中都有自己的理解，有人被白雪公主的智慧打动，有人崇拜王子的勇敢，还有一些人觉得王子亲吻公主的桥段是小时候听过的最美的爱情故事。

还记得小时候，当在电视上第一次看到《泰坦尼克号》男女主角热吻的片段时，我整个身体好像触电一般地瞬间就定住了。长大后虽然看到接吻的镜头不再会“面红耳赤”，却总觉得只有剧中的亲吻才能如干柴烈火般激情四射，现实中和心上人的吻还是乏味无趣的，甚至让我怀疑难道我是谈了一段假恋爱，接了假吻?

其实，现实中的亲吻也可以很浪漫、很激情，也绝不只是嘴对嘴那么简单。伴侣之间，一些甜蜜而又独特的吻，能让双方的爱情体验更加多彩和丰富。就像美国性学家威廉·凯尼所说的，会亲吻的高手能让人瞬间沉醉，感受到吻的美妙与魔力。

而浪漫时刻，你是否还保持着初恋时的感觉，只会一味地用嘴交流情感呢？要知道，接吻的风格，不仅能透露出伴侣的性格，还能反映出伴侣在爱情中扮演的角色。喜欢亲吻脸颊，说明他 / 她温柔体贴；喜欢亲吻耳朵，说明他 / 她喜欢征服；喜欢亲吻嘴唇，说明他 / 她对爱情很专一……下面就一起来看看 5 种不同风格的吻吧。

1. 征服之吻：吻耳朵及周围部位

这种吻大胆而直接，充满王者风范，说明对方十分渴望和你共度欢乐时光。

当他/她亲吻你的耳垂或耳朵后方时，一阵酥麻的感觉会立刻把你覆盖，全身仿佛触电般地激动，这种亲密感仿佛要将你撕碎，而且能够立刻唤醒你沉睡的感官，让你想要立刻与他/她融为一体，并全身心投入到这场爱爱大战。

你可以想象一下这样的情景：男性从女性背后将她紧紧抱住，嘴唇不断在她耳畔亲吻厮磨，亲密地温存。你是不是有想要和他/她更亲密一些的想法呢？所以，不妨来试一下这征服之吻吧。

2. 浪漫之吻：吻锁骨、脖颈

"草莓"可能是每个爱爱中的人都想在伴侣身上留下的浪漫记号，也是占有欲的反映。

女性优美的颈部曲线能挑逗人心，男性结实的颈部同样也能唤起女性的欲望。别害羞，大胆地露出锁骨、脖颈这些部位，用轻咬或用舌尖挑拨的方式，来开启一场甜蜜的盛宴吧。

3. 优雅之吻：吻额头、脸颊

当你与伴侣刚接触不久或身处公共场合时，一枚优雅的法式香吻是明智的选择。

男性落于女性额头或脸庞的吻，通常表达的是对女伴的尊重和试探，他想通过你的表现来判断你们是否可以更进一步，而如果这种吻能让你浑身来电，不妨大胆告诉他吧。

4. 狂野之吻：吻乳房、臀部、手脚

如果说前面的吻都不能满足你的喜好，那么这种火辣的吻一定会使你

欲望暴涨。

喜爱亲吻乳房、臀部、手脚等私密的部位，说明对方对你很有激情和欲望。而且，这样热辣的吻通常也能快速唤起伴侣的性欲望，成为一场热辣性爱的前奏。习惯了用嘴巴亲吻的你，不妨放开手脚，重新定位自己的感官，用全身捕捉爱情的信号。

5. 欲望之吻：吻私处

不少男性认为亲吻私处可以提升女性的快感，进而使女性达到性高潮，然而并不是每个女性都这么想。美国一项调查发现，75% 的女性有被吻私处的经历，但其中 45% 的人都难以接受对方的这种亲吻方式，有的感觉尴尬，有的感觉不愉快。

小贴士

需要注意，亲吻私处对男女来说都存在着健康隐患。一种会导致人患宫颈癌的、常通过性进行传播的病毒——人乳头瘤病毒（HPV），是可以在口腔和生殖器间进行传播的，尤其是性生活活跃、性伴侣多的人，感染这种病毒的概率要比性伴侣和性生活稳定的人更高。

因此，在寻求刺激或快感的同时，也不能忽视健康，只有在双方达成默契和保证健康的前提下进行的性爱才能让彼此的快乐更持久。

脑洞大开：你不知道的接吻秘密

嘴唇和舌头遍布着神经末梢，接吻能够让人感受到幸福和眩晕感。据调查，世界上90%的人都会有接吻行为。下面，我们一起来看一些"接吻冷知识"，其中一定有些你活到现在都不知道的秘密。

1. 人类的嘴唇独一无二

人类具有独一无二的嘴唇形态，因为人类的嘴唇是向外翻的，能看到红色的部分，更加性感和敏感。不过，并非只有人类会接吻，猩猩也会将它们的嘴唇贴在一起，以表达兴奋、喜爱或者和解。

2. 吻会传递8000万细菌

接吻10秒钟，交换8000万个细菌。一个吻里可以包含278种不同种类的细菌，但不同于握手所接触的细菌，其中95%都是无害的。所以，还是大胆去接吻吧。

3. 接吻可以调动146块肌肉

轻轻的一个吻需要很多肌肉共同用力，最多甚至需要146块肌肉的协同完成。原来激吻也是一项体力活。

4. XXOO中"X"代表"吻"

XXOO是一个常被中国人想歪的词语，其实，在现代英文中XXOO表示"亲吻拥抱"，其中"X"表示"Kiss"，即"亲吻"。此符号常用于网上聊天和短信中，你也经常可以从美剧中发现这样的用法。

5. 接吻姿势见真情

接吻时两人做的一系列小动作，其实也是一场无意识的对话。谁的口腔动作比较强势，谁张开嘴的时候不大情愿，谁只是张着嘴动也不动，这都能说明他们对于这段关系的感觉。

6. 接吻时，头更爱往右偏

德国心理学家通过研究指出，2/3 的人在接吻的时候都习惯把头朝右边偏，这种行为可能反映了他们在婴儿甚至胎儿时期头部转动的偏好性。

7. 男性爱深吻，女性喜长吻

美国心理学家对 1000 名男女进行调查后发现，男女在接吻形式上有不同的偏好。男性喜欢法式热吻，张大嘴巴，舌头深入；而女性则喜欢和风细雨般的吻，由浅入深、渐入佳境，亲吻的时间也更长。

8. 接吻能预防龋齿

接吻会促使口腔分泌更多的唾液，这有助于清洗牙齿上导致蛀牙的菌斑。荷兰研究人员发现，接吻有利于男女口腔“好细菌”的共享，也有助于提高免疫力。

04

如果你的她没有高潮过，多半是因为你没做这件事

羞涩的女孩子常会把温柔的前戏当作伴侣爱意的表现。细致体贴的爱抚，不仅是对她身体的欣赏，也是爱意的流露。但现实中很多男人却总是因“欲火焚身”而自顾自地直奔主题，使滚床单的浪漫气氛烟消云散。

也许很多时候，当你在辛勤地“耕耘”时，她却在心中暗自吐槽：不是该亲亲揉揉啪啪啪吗?！说好的前戏呢?！为什么上来就直奔主题？一点都不浪漫，还是赶紧结束吧！

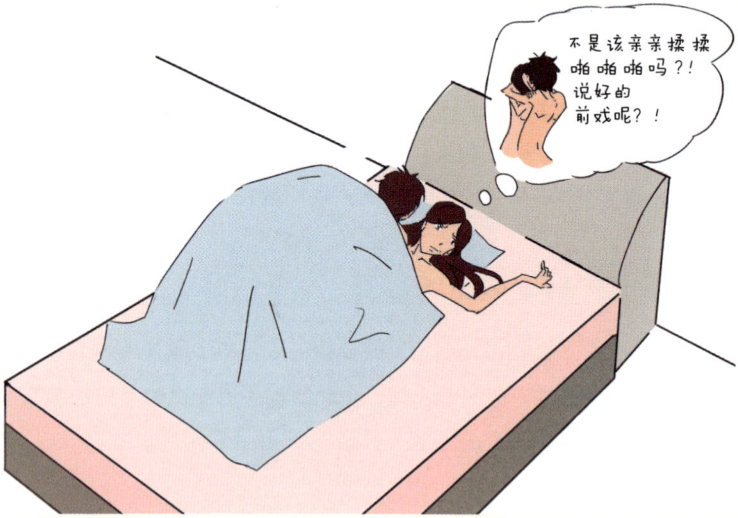

激烈的性爱，不如浪漫的前戏

“女人的性欲像水，变幻无常；男人的性欲像火，奔放却短暂。”的确，男女在性方面存在诸多差异。

研究发现，男性平均每天至少会有一次想到性，并且性行为多为主动的；而只有 25% 的女性每天会想到一次性，并且女性的性唤醒需要更多刺激。

女性性满足需要更多情感因素的参与。相对于性爱技巧，甜言蜜语有时更能让女性满足。性爱时，有浪漫的情话、前戏的铺垫，女性才能获得心理上的满足，而男性则可以直奔主题。

此外，男性性兴奋来得急促，2~6 分钟便能进入高潮，然后射精，阴茎疲软；而女性的性欲望产生缓慢，程度较弱，且性兴奋出现较迟，多在 10 分钟以后才能达到高潮。

男性在射精之后，往往要度过一段不适应期；而女性在高潮后没有明显的不适应期，如果继续刺激可能会再次达到高潮。

美妙的前戏，从“抱抱我”开始

爱爱时女性都希望拥有更多的亲吻、爱抚和亲昵，但让她们对恋人提出这样的要求，又难免会觉得有些尴尬。那么，女性究竟该怎样用最短的言语，表达出最想要的前戏呢？

第一步：调整到最佳状态

在他把注意力都放在你的敏感部位前，就要调节好自己的情绪。此时，最好的开篇语是“亲爱的，抱抱我”。一个美妙的拥抱应该持续 20~30 秒，这能在最大程度上激发女性的催产素的分泌，让人迅速“性奋”起来。

在被他拥入怀中时，女性不妨感叹一句“这种感觉真好”或“就喜欢你抱着我”。慢慢地，男性便会明白自己的哪些行为能得到伴侣的赞许。

有些男性在想和伴侣亲热时，会以“按摩”为由。此时，女性应提出具体的按摩位置，这样一方面能避免伴侣“直奔主题”，尽量延长亲密的时间；另一方面，捏捏脖子、抚摸后背等动作，也能充分唤起女性身体对性的渴望。

第二步：告诉他你要什么

“上次，你抚摸我的感觉真好”，在爱爱开始前，说这么一句话，既是对伴侣之前行为的肯定，也能传达出你想让他继续抚摸你的希望。男性是明确的“行动者”，无论做什么事情，都希望有一个具体的目标。因此，当听到伴侣这样的表述后，他便会为了获得对方的肯定而继续努力。然后，女性还可以摸着伴侣的手说：“亲爱的，再慢点，往左些。”这些话都会强化对他的刺激。

第三步：让前戏发挥作用

一旦你的要求获得了满足，想要更好地享受爱爱，就可以考虑采取更“高级”的技术。如果你的心里已经想好要玩个新花样，不妨借由“梦”说出来，如“昨天晚上我做了一个疯狂的梦，你在梦里特别性感……”多数男性都喜欢伴侣这样含蓄地表述。

还有两个小技巧，能让你委婉地告诉伴侣“我喜欢怎样”。比如，“今晚我想体验一些不同的感觉”，这样说代表你并不是在批评他做得不够好，而只是希望他有所改变。“你能像某次那样抚摸我吗”，这么说能让他有成就感，并且还获取了“行动指南”。

来一次猛烈而舒适的爱抚吧

著名人类学家阿什利·蒙塔格曾说："爱抚是性的真正语言。"的确，完美的性爱离不开正确的爱抚。

爱抚不仅是生理需求，也是让心理做好准备的必备要素。在一次完美的性爱开始前，伴侣需要通过爱抚来表达爱意，补充双方在视觉、听觉、嗅觉、味觉感受方面的不足，有效地触发双方的性快感，唤起性动机。但在生活中，很多人不懂也不重视爱抚，或者只重视对性器官的抚摸，而这其实都无法满足伴侣对爱抚的需求。下面，我们就来看看爱抚究竟有哪些作用。

1. 刺激大脑感情中枢

瑞典研究人员发现，轻柔的抚摸可以使神经系统产生强烈的情绪反应，因为舒缓、安慰性的抚摸能使皮肤中的特殊神经刺激大脑感情中枢，从而使大脑在爱抚与感情间建立起联系。这也许就是为何我们一出生，就渴望被人拥抱和爱抚。

2. 激发女性性快感

爱抚作为完整性爱的重要组成部分，对男女双方都有很多好处。当性敏感区被充分爱抚后，女性会盆腔发热、阴道分泌物增多、全身获得快感、产生强烈的性交欲望，这样更容易达到高潮。

3. 使男性状态更佳

男性得到满意的爱抚后，阴茎勃起会更加充分，性欲也会更加强烈。更重要的是，爱抚还会给男女双方带来精神上的满足，增进双方的感情。

4. 寻找身体敏感部位

每个人身上都有一张"性敏感地图"，每一个性敏感部位都需要慢慢去发掘，而爱抚就是最好的发掘方式。双方在相互爱抚的过程中，可以明确向对方表明喜欢对方爱抚自己哪个部位，需要多大力度。

爱抚是一门艺术，既能表达感情和需求，又能让性爱变得美妙、有情调。高超的爱抚，不仅能让爱人沉浸在温柔与爱意之中，还能激起对方情不自禁的性爱欲望。

小贴士

进行性生活时，是否爱抚时间越长女性感觉越好？其实并不是这样。女性的确喜欢拥抱、爱抚与亲昵，这是因为她们的性唤起需要更长的时间，但爱抚并非时间越长越好。

如果女性已经做好准备，男性却迟迟不进入“主题”，女性就会产生失落感。同时，爱抚技巧比时间更重要，爱抚由轻到重，由“外”及“里”，只需要10分钟，就能让女性进入状态。

下次请放下过去的自己，放下心中的束缚，用双手去探索另一半的身体吧。爱抚是一种双向交流，需要双方共同努力，在相互爱抚的过程中表达自己的感受和渴望，以达到最美好的互动。

这些大错特错的前戏，你做过吗？

“女人是个十分看重礼貌的物种，就连性爱时，她们也希望另一半能彬彬有礼。”

美国影响力最大的男性门户网站“问他（AskMan）”曾请上千名女性评

选出了她们心中“最不礼貌”的6种前戏。虽然这些前戏会让女性感到不舒服甚至气愤，但大多数时候她们还是会默默忍受，保持安静。男同胞们一定要注意了，在前戏阶段请不要犯以下6种错误。

1. 动作强硬，侵略性太强

男性性兴奋时，雄激素分泌旺盛，会有很强的侵略性。过于粗鲁的肢体动作，如抓疼她的胳膊，生硬地撕扯她的衣服等，可能会吓她一跳，甚至让她感到害怕。

正确做法 事前请对她多些呵护，关心她的冷暖，让她知道你很心疼她。随后再渐进式地加强力度，让她慢慢感受你的力量，接受并欣赏你的“男子汉气概”。

2. 单调重复，动作无趣

即使她告诉你，抚摸某个部位会让她兴奋，但也请你不要如获至宝般一直抚摸那里。单调地在身体的一个部位重复相同的动作，会让她感到麻木甚至恼火，前戏也会因此而停滞不前，甚至还会让性爱过程变得很无聊。

正确做法 定时变换位置和动作能激发她的敏感区域，让整个性爱过程充满趣味。例如，亲吻从嘴唇开始，向下移到她的脖子、乳房、手臂、肚子、大腿内侧、阴部。但不要到阴部就停止，请继续向下亲吻到她的脚趾，然后再返回到她的乳房和脖子。

3. 口腔有异味，身上不干净

调查发现，接吻时女性远比男性更关注对方的口气和牙齿。同样，满身汗臭味会让她难以提起性欲，甚至还会担心自己会不会被弄脏。

正确做法 有些女性喜欢男性身上的“气味”，但你要明白，那指的是带着淡淡清香的体味，并非酸臭味。爱爱前男性一定要保持口气清新、生殖器干净、身上没有异味，只有这样才能让她感到舒适。

4. 捏着她的乳头，不停晃动

捏乳头一点也不爽，只会很疼！男性一定要知道这个事实。捏乳头是很多色情片里的动作，但这是天大的误导。在女性看来，被死死捏住乳头既没情趣也不刺激。

正确做法 要温柔对待她的乳房，用整个手掌爱抚乳房，用嘴吮吸，用手指在乳头顶部轻轻地摩擦，也可以轻轻地移动你的下巴摩擦乳头。关于刺激乳房和乳头的方法，尽管发挥你的想象力，只要别用蛮力就对了。

5. 忽略她的阴蒂，直奔主题

男性有时发现自己吃力不讨好，可能就是因为你忽略了她的阴蒂。阴蒂内有丰富的血管和神经末梢，适当加以刺激就能引起女性的性兴奋，而如果男性忘记了刺激这里，会让女性产生"差点什么"的感觉。

正确做法 最好的办法就是睁大眼睛，手口并用。阴蒂位于两片小阴唇之间的顶端，它没有被唤醒时，不那么容易找到。而当被唤醒时，它就会变大，像种子萌芽般在皮肤上突起。温柔地抚摸它，女性便会轻轻地呻吟。

6. 嘴巴太干，吻错地方

演化心理学家发现，男性比女性更爱好舌吻，也更爱亲吻私处。男性的唾液中含有的睾酮，能够在亲吻时传给他的伴侣，增强性欲。但如果男性嘴巴太干，则会让她感觉不适。

正确做法 在你随手可触的地方放一杯水，最好是甜饮料，因为这可以让唾液分泌更充足。夹杂着糖分的口水是滑溜溜的，而一个状态最好的舌头应该是温暖的、让人感到舒适的。

有人这样形容前戏：前戏，是两个身体经过每一秒的触摸或悸动，绵延成真正漫长的高潮。而事实上，一场成功的前戏并不是男性一个人就能完成的，同样也需要女性的配合，所以，你们不妨一起大胆地去尝试吧。

8 种脑洞大开的前戏，为你的性爱加火

前戏是性爱中最适于创新的阶段。与实质性爱不同，前戏可以变换出无穷的花样。美国一位著名性治疗师曾表示，影响前戏充分发挥作用的主要“敌人”就是男女双方缺乏想象力，以及相互之间不能进行坦诚的交流。所以，不妨好好看看下面 8 个前戏新招数，为你的性爱加把火。

1. 在设置的场景中相互挑逗

在古印度关于性爱的经典书籍《爱经》中，有一段对前戏的场景表述：创设一个舒适区域，摆放好枕头，并相互喂水果吃。是的，场景设置真的很重要，因为心由境生。

你可以通过好好享受附属步骤来调动自己的性欲，比如点上蜡烛、更换床单、在伴侣面前换上自己最性感的内衣，等等。这样做，绝对比工作一天回到家，躺在床上对另一半说“来不来”更能让人欲火中烧。

2. 让性敏感点忍受“煎熬”

性学家表示，人们在准备进行亲密性接触时，大多数时候都会直奔主题。然而，想要提高性爱质量的最重要的点就是，前戏阶段不要急于接触性器官，要延长刺激和调动情绪的时间，因为这样有利于蓄积激情。这时最好先爱抚伴侣的其他部位，增强性体验。比如，开始亲吻时，可以尝试爱抚彼此的大腿内侧、腹部、手臂等部位，看看彼此能经受住多长时间的“煎熬”。

3. 蒙住双眼一起探索

可以尝试用丝巾或眼罩蒙住彼此的双眼，甚至还可以用毛绒手铐“禁锢”住对方，然后一起在黑暗中进行探索，还可以增添前戏的趣味性，但切记一定不能让对方感到恐惧。

4. 让伴侣欣赏自己“自娱自乐”

让伴侣看自己“自娱自乐”是富有教育意义的，因为这样不仅可以使伴侣了解你喜欢什么样的强度和速度，还可以带给伴侣一种偷窥般的快感。

不过，如果你只是自顾自地享受，而将伴侣晾在一边，那对方是会发疯的。所以，不妨在自慰时加强与对方的互动，“自娱自乐”的同时也“互娱互乐”。

5. 用冰块来助性

这是不需要你尴尬地前往情趣用品商店的一招。你只需要在床边放一玻璃杯冰块，然后在口中含着一块冰块亲吻对方，或用冰块滑过伴侣的乳房、脖颈等部位，这样做会比直接亲吻这些部位带给对方更多愉悦的体验。

6. 在镜子前互相爱抚

男女同时站在一面落地镜前，从拥抱、接吻开始，逐渐到爱抚对方的身体，并一件件褪去对方的衣服。当在镜子中看到这一系列过程时，那种感觉是非常美妙的，不妨尝试一下。

7. 在敏感部位滴蜂蜜

准备好一茶匙蜂蜜，滴在对方你想亲吻的敏感部位上，比如脖子、耳垂、乳房、大腿内侧、肚子等，然后就开始享受甜蜜和刺激吧！

8. 发掘对方的性敏感地带

人的身体就像一张神秘的地图，除了主要的性器官之外，每个人都可能存在能为自己带来快感的性敏感带。探寻并找到彼此身上新的高潮开关，比如脖颈、男性的会阴部位以及女性的G点等，然后努力带给对方新感受、新刺激。只要对性敏感地带刺激得当，一些人就能达到性高潮。

05

啪啪啪完美指数，“女方活儿”占了半壁江山

男性，向来被定位成性爱中的“积极分子”。从传递爱情的信号，到发出性爱的指令，再到性爱节奏的掌握，最后到决定性爱完结的基调，似乎都需要男性来完成。

在传统观念中，“性爱”是件让人难以启齿的私事，女性对此谈论过多则会被认为是“不检点”。但这种思维真的很狭隘，男女是性爱的两个必备要素，缺一不可，双方都充分地表达需求才能达到性爱的最佳状态，得到最多的性快感。

生活中，有些女性会担心，如果自己在做爱时表现得对性技巧太娴熟，或者对伴侣的性要求太多，会让男性觉得自己太“放荡”。其实，这完全是错误的观点，相反，如果女性在性关系中太沉闷，会让男性觉得“她对我不感兴趣”，以致降低男性性欲。

生活中，还有些女性在性生活时会重点关注伴侣的感受，一心想着满足伴侣而压抑自己对性的需求，这也是不科学的。因为当你因伴侣的动作而达到高潮时，伴侣也会得到巨大的满足感，进而提升性欲望。

下面，我们就一起来看看在性爱中，女性如何提高自己的技术，充分享受性爱。

享受性爱，女性别做这些事

1. 太过被动

很多女性都认为性爱中男性应该主动，其实女性在性生活中更应主动一些，因为这样能大幅提高伴侣双方对性生活的满意度和男性的性能力。而且，总是把自己放在被动状态，会增加男性的性压力，两人间的性爱频率也会受到影响。

建议 在夫妻生活中，女性试着掌握主动权，学会“勾引”他。

2. 对身体不自信

自信是性欲的“发动机”，但很多女性会在爱爱时顾虑自己的身材，甚至因此而不愿脱光衣服、拒绝性爱。其实，在性爱中，男性并不会对女性身体上的赘肉给予太多关注，而且，与瘦弱的女性相比，丰满些的女性反而更易引起男性的欲望。

建议 女性平时多健身，洗澡后注意保养身体皮肤，增加自信。

3. 默不作声

沉默是性爱的大敌。法国一项调查发现，性爱时，伴侣一声不吭、保持沉默是男性最不能忍受的表现，因为这给对方的感觉是“我对你的行为丝毫不感兴趣”。

建议 在性爱时一定要发出声音，不管是低声的呻吟还是简单的赞美，都是完美性生活的“催化剂”，都可以让伴侣感受到极大的鼓舞。

4. 假装高潮

不少女性在性爱时会假装高潮，觉得这是对爱人“善意的谎言”。其实通过女性的动作、表情、呼吸声，男性很容易就能分辨出伴侣是否真的获得了高潮。假装高潮不仅会让双方产生心理挫败感，今后的高潮率也会更低。

建议 女性在得不到高潮时，可以试着与伴侣进行积极的沟通。

5. 很少爱抚男性

近代性科学研究认为，在性感受中，最重要的是触觉。爱抚、亲吻性敏感部位，可以充分开启性快乐之门。享受爱抚不是女性的专利，男性也需要通过伴侣的爱抚来调动情绪，感受被爱的感觉。

建议 在性爱中，女性多多爱抚男性，开发其性敏感点。

6. 性爱中“太自私”

性爱是双方都获得满足的过程，如果女性过分关注自己的快乐，甚至因此而对男性指手画脚，则会令伴侣感到失望。

建议 在满足自己的同时，女性也应适当询问下男性的感受，并积极满足对方。

7. 不愿尝试改变

一些女性对尝试新姿势、使用性玩具很抵触。但如果性爱前戏、性爱姿势以及达到性高潮的方式始终不变，那就会很容易使双方逐渐对彼此产生厌倦感。

建议 偶尔尝试一些新的性爱姿势，这样会令双方都感觉到刺激和惊喜。

8. 忽略安全措施

虽然安全套用在男性身上，但为了双方安全和避免怀孕，女性也应该记得准备好。

建议 在卧室的私密处放好安全套和润滑剂，并定期检查补充。

四种体位，完美到令人着迷

1. 后入式

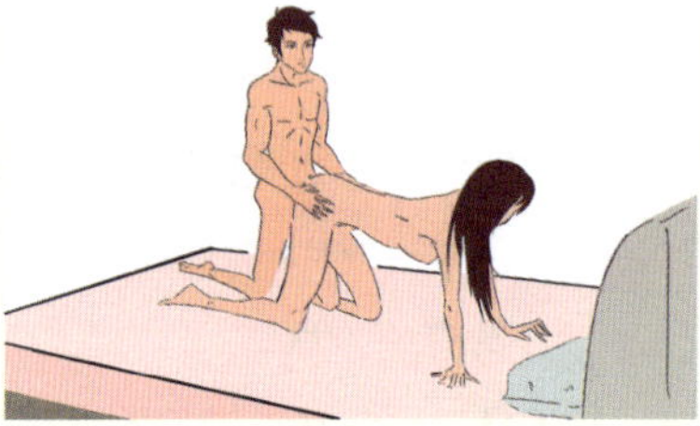

这一姿势是男女（特别是男性）最喜爱的，也是最原始的性爱姿势。这种姿势更能激发人的动物本能，让人感到更自由。女性顺从，男性主动，相互配合，能使男性触碰到女性最深的私密处，更易同步达到高潮。男性可以采取“深浅搭配”或“左右配合”的方法，在提升性爱趣味性的同时，也能避免因长时间的直接刺激而弄伤女性。

小贴士

很多人认为这种性爱姿势无法对女性外阴部位形成足够的刺激，一些女性甚至还会感觉痛苦。如果你也有类似的感觉，不妨试着给男性细致的指导，以保证相互配合得更好。

2. 坐姿式

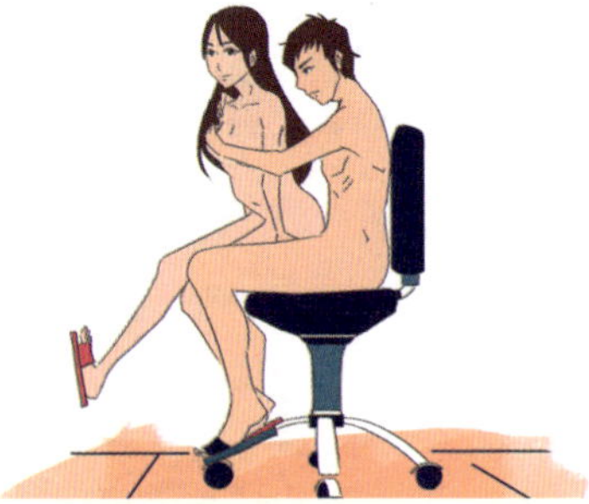

男性呈坐姿，女性坐在他腿上。在这个体位中，女性可以放松身心，放平心态，轻松地控制角度和深度。这一体位非常适合那些喜欢“慢工出细活”的人。

3. 女性双腿架高

女性平躺，双腿架在他肩膀。提高女性双腿的位置，意味着提高了阴道的位置，这样能使阴道有效收紧，有助于刺激女性的G点，使其获得更多的性快感。

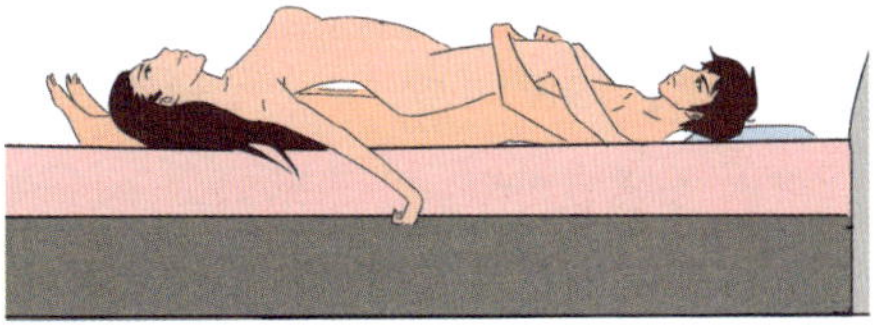

4. 女上位

（1）女上位，并面向男性。这时，女性能够看到男性的眼睛，男性也可以通过女性的面部表情了解其对性爱的反应。当女性全身心投入性爱时，其面部变化会给男性带来强烈的视觉刺激，使男性战斗力倍增。对男性而言，女性面部表情给他们带来的刺激丝毫不亚于女性身体给他们带来的刺激。

（2）反向女牛仔姿势。女性背对男性，双腿呈跪姿，并前后移动身体。这一姿势看似不浪漫，却能使双方身体都感到舒服。女性此时掌控主动权，应当专注于自己的身体感受，把控节奏，充分享受亲密接触带来的美妙感受。同时，女性的动作对男性而言也是极好的视觉刺激，有助于双方一起获得性高潮。不过，这一姿势对女性的私处刺激不足。因此女性在前后移动身体时，也可尝试用手刺激私处。

（3）男性抬高臀部，双手轻扶伴侣，这一体位能让女性主动选择是采取缓慢的刺激，还是进行深层次的撞击，前者能刺激阴道前1/3处，后者则可以带来高潮。

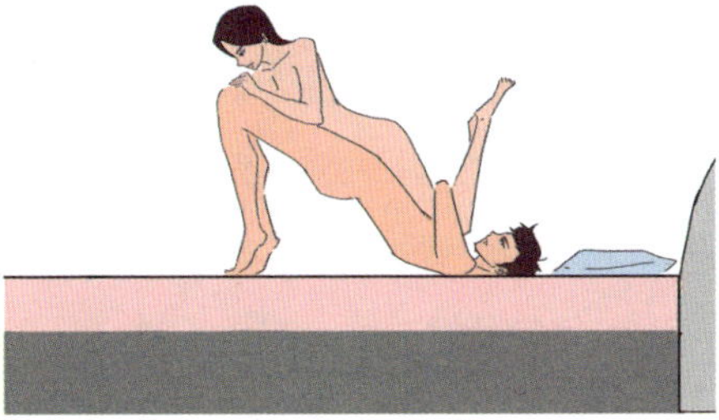

挑战新体位，你准备好了吗？

尝试新的性爱体位，对于新婚恋人来说是满分刺激，对老夫老妻来说则可以为情感充电，带来的好处不胜枚举。不过，总爱探索“新大陆”的你没必要总把自己当作哥伦布式的开拓者，有时“量力而行”才是最好的选择。

如果你和你的伴侣想要积极尝试新体位，不妨先来看看下面这6点甜蜜的提示吧。

1. 达成共识

没有事先征得另一半的同意就尝试新招式，绝不是一个好主意，最好事先就让伴侣知道你的意图。尤其是你要尝试一些高难度体位时，两人最好先做一番研究，然后再一起开启美妙的探索之旅。

2. 小处着手

当伴侣决定一起尝鲜时，可以先选一些简单易行的体位进行尝试，如果不喜欢的话可以换回熟悉的老体位，下次再尝试其他的新体位。不要在一次性爱中尝试过多体位，这样容易让人在性爱中感到疲惫，以致最后感觉索然无味。

3. 身体有别

不能否认的是，有一些体位确实需要较强的身体灵活性、力量或合适的身高配合。例如，如果两人身高相差悬殊，采取站立式体位性交就会很困难；如果女伴太重或男伴不够强壮、托举力不足，女伴也就不可能把双腿盘到站立的他的身后。

4. 涉猎新知

机会总是留给有心人。你可以通过各种合适的渠道了解当下最流行的招式。这样，下次，你和伴侣就可以带着获取新知的猎奇精神，开启一段属于你们俩的寻找之旅了。

5. 大胆尝试

伴侣之间不要害怕尝试新体位，如果某种体位看起来很不错，两人的身体状况也允许，那就大胆地去尝试吧。

6. 量力而为

高难度的体位并非适合所有人，一些体位可能挑战性过强或易导致不适，所以不能因为体位貌似很有乐趣就贸然去尝试。

请记住，性与爱是情感沟通和行为探索的交融，只要找到适合双方的方式，你就是这床上赛场的金牌得主。

小贴士

有些男性常热衷于探索人类极限，会发明一些稀奇古怪的高难度姿势，还会在一次性爱中使用 3 个或更多的体位。其实，在男性彰显这些技巧时，女性已经在心里翻了无数个白眼。动作夸张或不断变换姿势，都会让人感到不舒服，就好像爬山到中途，又退了回来，反而不利于女性到达高潮。难度系数冲破天际的奇怪姿势操作不当还很容易使双方都受伤。

性爱并不在于做了什么，而在于感受到了什么。好技巧不一定能换来好的心情，让双方感到安全舒适才是最终奥义。

06

没有后戏的啪啪啪都是耍流氓

不管在东方还是西方，男性似乎都很缺乏“后戏”的概念。“撩妹”的时候不择手段，事后却束手无策。调查显示，大部分男性在本该进行后戏的时间，做了这些让女性大跌眼镜的事：32% 的男性马上躺下调整呼吸或抽烟；17% 的男性很快进入梦乡；14% 的男性立刻起身去上厕所；9% 的男性马上去淋浴；65% 的男性做完上述破事后还会吃一顿加餐；还有 2% 的男性再次“提枪上阵”。

“每次做完之后，他都会倒头呼呼大睡，他倒是满足了，可我总有些意犹未尽的感觉。”大多数女性在性生活之后，都多多少少会发出类似的抱怨。

“后戏”都去哪了？

男同胞们一定要注意，啪啪啪后千万不要忽视伴侣。与实质的性爱相比，事后的温存缱绻更能击中女性的心，对于巩固双方的感情有非常重要的作用。

国内一项调查显示，31.6% 的女性希望男性在爱爱后能抱自己 10 分钟，

25.9% 的女性希望男性询问自己刚才的感受。可惜的是，70% 的男性都忽略了后戏，只顾自己爽，伤透女人心。

其实，欠缺后戏也不全是男性的错，他们有生理上的苦衷。男性在射精后，阴茎的充血状态在 5~10 秒内就会减弱，30 分钟内就会恢复常态；而女性的盆腔充血则会持续很长时间，在爱爱结束后的 4~6 小时内才能完全消退。如果缺乏后戏，对男性不会有太大影响，女性却会有一种被吊在空中的感觉。因此，很多男性根本没意识到后戏的重要性，给女伴留下了无情无义的坏印象。

这些招数，让她越做越爱

“正戏不够，后戏来凑”，一场完美的性爱，后戏与前戏一样不可或缺。好的前戏会让爱爱升温，而好的后戏也会给爱情加分。所以，下次爱爱后，别傻愣着，试试这些完美的后戏吧。

1. 揽她入怀

大多数女性爱爱后都喜欢与伴侣相拥而卧，蜷缩在伴侣的怀里，让伴侣的手掌在自己的后背、手臂轻抚，听伴侣温柔地说点情话，以继续体会肉体接触带来的满足与喜悦。

许多男性也有同样的需要，因为这能使他们有机会继续展示自己的雄性力量。同时，拥抱也是最有助于男女进一步加深感情的方式。

2. 陪她聊天

说枕边话是两性情感沟通的最佳方式，陪她回味刚刚过去的美妙感受，或者谈一些两个人之间的话题，能够让感情急速升温。不过，一定要找她感兴趣的话题，如果你大聊游戏等她不感兴趣的事或工作上的事，很有可能会让她厌烦。

3. 跟她共浴

在热气腾腾的浴室里，清洁的同时相互爱抚，热水能刺激血液循环，赶跑疲劳感。在狭小的空间里，你们也可以制造更多浪漫的回忆。而且，在水汽氤氲的浴室，陪她一起在浴缸泡个澡也是不错的选择。

不过，要注意的是，不要在性生活结束后立刻就去浴室，最好能先温存一会儿。

4. 给她按摩

按摩既可以使两人继续保持身体上的接触，享受肌肤之亲带来的美妙感受，又能帮助她缓解疲劳。不过，要想做个体贴男人，还要注意别刺激她的敏感部位，因为这会打破温馨美妙的气氛，此刻最重要的是让她感到舒适安全。

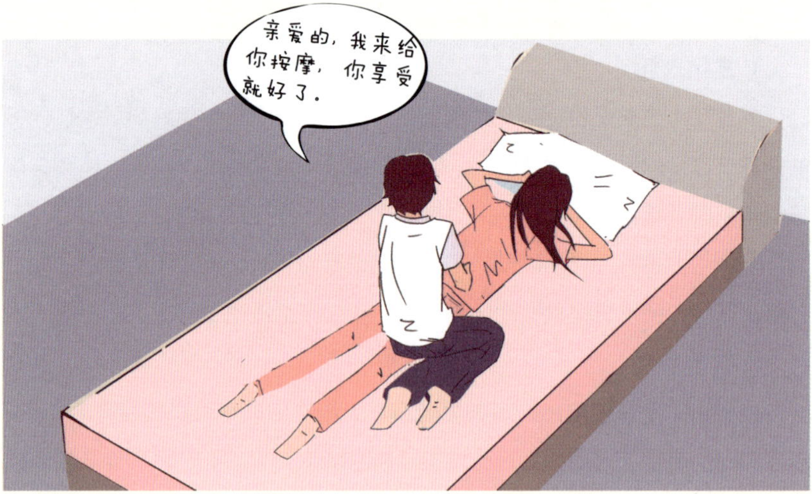

这些招数，让他不愿下床

后戏不该是一个人的战斗，女性也该为两人的感情添把火。爱爱结束后，一个不经意的小举动，就能让男性感到满足。

1. 享受留白

国画创作中有一种艺术手法叫“留白”，即留点空白让人遐想，这种方式常能带给人无限美感。爱爱也是一门艺术，结束后你可以什么都不说，就看着他的眉眼，享受片刻安静的时光，让他感受到你的深情。

2. 适当夸奖

女性对男性性能力的夸奖能增强男性的信心，使性生活更加和谐。收起你的羞涩，大方说出内心的感受，比如赞赏地对他说“你真棒”“我感觉好极了”等，你的肯定是他最好的兴奋剂。此外，称赞还不容易让男性打瞌睡，有利于将温馨的气氛延续下去。

3. 指尖游走

有些男性其实也很期待女性的“撩汉”举动。当你依偎在他怀里时，可以试着用指尖或嘴唇在他胸膛上游走。男性的胸膛也是他们的性敏感带，这个俏皮的小举动会让他更爱你。

4. 说说枕边话

疯狂的性爱后，伴侣在相拥中讲述自己的私密事或做爱的感受。这可以加深伴侣间的信任感和紧密度，让婚姻更幸福。

5. 洗个鸳鸯浴

在洗澡时，可以相互帮忙打香皂，相互按摩等。这样不但可以帮助对方清洁身体，还可以减少因性爱而产生的疲惫感。

性爱后，请继续温存

刚刚经历了一段水乳交融的激情，你还在回味着性爱时的每一个浪漫时刻，他却已翻身睡去，鼾声如雷，或自顾自地看起了电视。此时，你荡漾的春心是不是犹如被泼了一盆冷水?

无论男女，也无论你在做爱时有多努力表现、全心投入，激情过后一个小小的错误都可能使你前功尽弃。一次后戏没做好，可能下一次就再也没戏了。

下面，我们来看看几种性爱后的错误行为，希望你能引以为鉴，不要“作死”。

1. 性爱后倒头就睡

性爱后立马就睡，不仅会给伴侣带来挫败感，还可能会损害男性自身健康，因为这样的休息不仅不能消除疲劳，反而会越睡越累。

进行性生活时，人体内的各种激素，尤其是性激素分泌旺盛，性器官高度充血。从性兴奋期到高潮期，身体的许多组织都参与其中，使男性心跳加快，心率最高可达每分钟 180 次左右；同时，血压升高，呼吸加深加快，全身血管扩张，排汗增加。这些生理活动必然会加速体能消耗，增强代谢。

对男性来说，性生活后的疲劳感，主要是控制排出精液的脑脊髓反射机能在射精后顿时松弛下来的结果。射精时，男性的交感神经高度兴奋紧张，射精后副交感神经和脊髓反射则放松下来。此时要注意了，如果射精后马上入睡，那么和疲劳相关的反射机能就无法及时接收到大脑发射的“消除疲劳”的信号，劳累感就会一直遗留下来，甚至还会影响到第二天的生活。

小贴士

在欢爱之后，可以起身做一些日常活动，使因性交刺激而变得迟钝的反射神经顺利恢复。可以看看电视、喝杯水，或和伴侣说两句情话。

此外，做做“伸拉脊背”的小动作，也有助于消除性爱后的疲劳。操作很简单，站直身体，双手扶住某固定物以保持平衡，然后仰头，后背尽量向后弯曲，臀部向后上方挺起，注意力集中在后颈部和背肌，以感到腰椎、背部有舒畅感为宜。

2. 马上分开就寝

伴侣某一方可能已经习惯了“独占”一张床的舒适，认为这样睡觉不会被对方打扰。但性爱后，最好“破例”和伴侣分享一张床，或至少在同一张床上亲昵地说会儿悄悄话。

无论是一人还是两人，激情后立刻酣然睡去，都会让性爱的魅力大打折扣。因为这样一来，彼此就没有时间去体会性爱后的满足感，也无法再次回味性爱中的激情。分床睡的话，还会让另一方误以为你之前的所有热情只是为了“性”。

3. 直奔洗手间

你可能只是为了清洁，但在对方看来，你却是在急于结束这次性爱，不给对方“再来一次”的机会；或者会觉得你认为性爱很“肮脏”，甚至对方留在你身上的体液也不干净。

其实，性爱前后只需做好基本的清洁即可，我们的身体有“自我防御系统”，不会因为性爱后这几分钟的缠绵，就给细菌开了便捷通道。

4. 着急查看手机或投入工作

性爱后着急查看手机或立即投入工作会让伴侣觉得你刚才在激情时一定也是心不在焉的，所以才会如此快地结束战斗。

难道两情相悦的性爱，还比不上一条信息重要？在专家看来，这么做，久而久之会削弱伴侣对性的渴望，甚至还会使伴侣怀疑你们的感情不如工作重要。

07 找对方法，再也不怕性欲被“封印”

世界上最遥远的距离，不是我站在你面前，你却不知道我爱你，而是我本想和你翻云覆雨，你却说：“亲爱的，今晚不行。”

调查发现，40% 的夫妻或伴侣都面临着性欲减退的困扰。多位医学专家指出，生活中一些意想不到的因素都可能会影响性欲，但生活中也有很多意想不到的事情可以提升性欲，堪称催情剂。

催情剂就藏在你身上

几个世纪以来，人类一直都在孜孜不倦地寻找着催情剂。古罗马人找到了牡蛎，中国人信赖虎鞭，阿拉伯人热衷于驼峰。其实，最有效的催情剂就在我们体内，那就是三套“性爱系统”：性冲动、触摸感受和爱情。每套系统在促进情欲中都扮演着重要的角色。

1. 性冲动

性冲动与一系列激素紧密相关，如雄激素。增加雄激素水平是一个提升情欲的方法。现今，性欲低的女性可以从医生处获得雄激素处方。

此外，无论男女，都可以通过竞技性强的运动或竞争，来刺激雄激素分泌，且竞争对女性的作用要大于对男性的作用。性爱本身也能起到类似的性欲提升作用。研究表明，性爱能增加男性睾丸激素的分泌，所以人们会“越做越想做”。

2. 触摸感受

密切的肌肤接触可以增加信任感，这是由后叶催产素引起的。研究表明，使用含后叶催产素鼻喷雾剂的伴侣们，比没用的人更能友善相处、积极沟通。

要想自然地分泌后叶催产素也很简单，那就是多些肌肤接触，如看电视时握着手，或躺在对方的怀中。

3. 爱情

多巴胺是让人感觉快乐和产生浪漫爱情的“催化剂”。研究表明，创新、冒险或尝试新事物，都能刺激大脑中多巴胺的释放。而创新不仅仅是指床上欢愉时的新花样，还包括发明一道新菜、玩一些新游戏，或到游乐园坐坐过山车等。

有些小动作，让他 / 她想立刻与你缠绵

性欲是件神奇的事，有时做足“功课”对方也没有反应，但有时一个眼神就能让伴侣想与你缠绵。如果你常常不知如何勾起伴侣的欲望，不妨好好看下下面这些最能调动男女情欲的小举动吧。

● 最能调动女性情欲的举动

1. 和她手牵手

当和女性一起散步、逛街或看电影时，不妨紧紧牵住她的手，这不仅能

让她了解你对她的爱意和亲密，还能充分调动她手掌上的 4 万个神经末梢，让感情升温。

2. 水边漫步

男性不妨多同女性在海滩、湖边、池塘边散散步。研究显示，靠近水能让女性心情和身体感到放松，更易产生性冲动，这也是为什么海边能让人觉得浪漫。

3. 带她冒点险

新鲜、刺激的活动能令人肾上腺素分泌增多，让人呼吸加快、心跳加速，这些感觉都同性唤起时的感觉相似。带她去爬山、坐过山车、进行激烈的体育活动，都能提升她的性欲。

4. 调暗灯光

许多女性对自己的身体都不自信，所以，男性主动调暗灯光，能让女性变得更加主动。

5. 为她做份沙拉

男性做饭很性感，如果奉上一道“提性菜”就更是锦上添花了。研究发现，女性闻到黄瓜和甘草的味道后，阴道充血会增加，因此不妨给她做个黄瓜沙拉吧。

6. 耳畔私语

对女性来说，期盼性爱和实质性爱一样令人兴奋激动。所以，在和女伴一起购物或参加派对时，你可以对她悄悄说出你过会儿想做的“坏事”，让她心里一直小鹿乱撞。

7. 给她写封信

不要打印或者发邮件，给你的伴侣写封亲笔信，写下一起生活的感受和对未来生活的信心，这会使她一辈子都记得。

8. 和她一起运动健身

一起运动可以提升大脑的多巴胺水平，增强性欲。对女性来说，男性运动后身上的汗味，更是强力的性兴奋剂。

最能调动男性情欲的举动

1. 冲他笑

研究发现，男性会不自觉地被女性的笑所挑逗，或许是因为女性的笑声能令男性想起性爱中的欢愉吧。

2. 触摸自己的脖子或锁骨

在与男性交往时，女性不经意间抚摸一下自己的脖子或锁骨，会让男性觉得很性感。此外，交谈时，如果女性无意间碰到了男性的前臂，这个男性就很可能会被迷住。

3. 美人出浴

刚刚出浴的女性，头发湿漉漉的，围着大浴巾，裸露着肩膀，这种样子总能吸引住男性的目光。

4. 挺拔身姿

挺起胸脯、臀部上翘、双肩齐平、保持精神的姿态，这会让男性觉得女性充满活力。

5. 露出脚踝

性感并非只限于乳沟，脚踝对男性也十分有诱惑力。一些男性会因为看到这一部位而不自觉地兴奋。

6. 脸红羞涩

不经意间红了脸，偶尔给他一个羞涩的眼神，或向他做出求助的表情，这些行为都会刺激男性的雄激素分泌，让他不由自主地想把你拥入怀中。

男性不能停的性爱“良药”

保持良好的性能力是每个男性的心愿。但随着年龄的增长、身体的衰老，总会有些不尽如人意的情况出现。科学家提出以下办法，能够帮男性留住性欲，提升性健康。

1. 缩减腰围

缩减腰围能够有效提高性欲。腰围每减少 1 厘米，雄激素水平就会提高一点，男性的“性致”也会随之提高。相反，如果腰部的脂肪过多，会分解男性体内的雄激素，导致男性体内雄激素缺乏，进而降低性欲，影响性能力。

2. 静心锻炼

激发性欲不只要靠视觉刺激，还离不开触觉、嗅觉、味觉等多个方面的刺激，而紧张焦虑则会降低感官功能，影响性欲。每天花几分钟练习平心静气，可以减轻男性的心理压力，减少肾上腺素的分泌，有助于性功能的恢复。

3. 多做深蹲

深蹲这个动作着重锻炼的是腰部以下的肌肉群，能够增加流向骨盆区的血液，之后，勃起也就相对容易了。

4. 练习提肛

锻炼盆底肌，常做凯格尔运动（提肛运动），可明显改善男性性能力。动作很简单，任何时间、任何地点都可以做，收缩肛门，然后放松，每次持续 10 秒，日久自然见效。

5. 降低胆固醇

中年男性胆固醇水平降至正常范围后，性欲也会得到恢复。因为良好的胆固醇能促进血液更好地流动，提高性欲。

6. 观察小便

小便时是否存在灼热酸痛或其他不适的感觉？小便中是否有血丝？如果有以上状况且已持续 3 天以上，一定要及时到泌尿外科就诊，以排除性器官病变的可能。

7. 每半年查一次睾丸

每半年就应仔细检查一下自己的睾丸。洗澡时是自查的最佳时间，因为温水会让阴囊和睾丸放松，方便自查。

用双手轻轻地按揉每个睾丸，或者用手轻轻滚动它们。如果发现睾丸上面有如米粒大小的肿块，且没有疼痛感，那就是不正常的，需要及时就医；如果还发现睾丸浮肿，睾丸形状有变化，或者腹股沟有痛感，也应及时就诊。

8. 每年体检一次

体检项目应当包括血压、胆固醇和睾丸激素含量水平这三项。如果这三项检查的数值都不在正常范围内，就一定要引起高度重视和警惕了，应及时进行医学治疗和体育锻炼，否则性生活质量会大打折扣。

小贴士

长久以来，“鞭”类产品都受到不少男性追捧，被认为有壮阳之效。

鞭在入药时，一般是带着睾丸一起的。中医认为，吃动物鞭确实有一定的补肾阳、益精血功效，适用于肾阳不足、精血亏虚、腰膝酸软、肢体乏力、畏寒怕冷、性功能障碍等人群。但最好在医生的指导下食用。而且，其效果非常缓慢，短期内难有明显效果，也无法根治性功能障碍。

女性的性爱改善计划

调查显示，一次高质量的性爱是很多女性想要却很难得到的礼物。而如果你也是如此，不妨与你的伴侣一起来试试下面 8 个可以提升性生活质量的技巧吧。

1. 停止伪装性高潮

无论男女，伪装性高潮的出发点都是好的，都是为了顾及伴侣的感受，但这样做最终却可能会影响夫妻间的信任。

2. 与爱人好好谈谈

夫妻性爱过程中，越是能自由交谈性感受，就越能减少自我抑制，能更好地获得性快感。

3. 增强爱肌力量

凯格尔训练简单易行，有助于增强性爱快感，大幅提升性高潮感受。这种练习适用于男女双方，能帮助练习者更好地控制盆底肌肉，进而自如地控制快感，提高性敏感度和增强性刺激。

4. 充分润滑

女性过了 40 岁，就开始慢慢走向更年期，此时，“润滑”也显得越来越重要。任何感到阴道干涩不适的女性最好都要使用润滑剂，而且用量要多些。

5. 放慢节奏，快感更强

性高潮就像松紧带，松紧带拉得越紧，释放的能量也就越大，性高潮也有这种潜在能量。要想在床上获得出乎意料的惊喜，提高高潮前的乐趣，方法很简单：如平常一样做爱，但要有意放慢速度，用比平常多几倍的时间去慢慢体会。

6. 按摩刺激敏感区

大多数女性无法通过插入式性行为达到高潮，这很正常。如果想增强性快感，性爱过程中就应该增加对除阴道以外的敏感区域的刺激。另外，手指刺激和性玩具刺激都有助于女性获得性高潮。

7. 排查药物不良反应

某些药物会影响到性高潮，比如止痛药会抑制性高潮周期，抗抑郁药会降低性欲等。所以，不妨排查一下你是否有服用相关的药物。当然，如果性高潮有问题，也不妨听听专业医生的建议。

8. 排卵期高潮最强烈

虽然所有性高潮都会带来快感，但发生的时间不同，性高潮所带来的快感强烈程度也可能不一样。一项涉及 18 岁至 35 岁女性的研究发现，月经周期第 14 天，性高潮最强烈。这时，女性阴蒂会比平时增大 20%。由于月经周期第 14 天也是排卵期，所以夫妻性爱如无怀孕计划则应注意避孕。

别让你的性生活被这些食物毁掉

提到吃，每个人都会为之兴奋，并在自己的味觉清单中追寻着最爱的那一口。有些人酷爱甜食，徜徉在"蛋糕城堡"和"奶茶海洋"里，无法自拔；有些人无辣不欢，一次次让热辣的刺激唤醒平淡已久的味蕾；即使下班后累到虚脱，也要先来点美食满足味觉的"花心"。

在美味的愉悦下，你满足至极，但你可能不知道，你的"口味"可能会一步步吞噬掉你的性健康。

1. 吃太辣：炎症高发

男性如果过量食用辣椒、花椒等刺激性食物，会引起血管扩张和性器官充血，不仅会降低前列腺的抵抗力，还可能会让前列腺内的菌群大量繁殖，进而诱发急性前列腺炎或加重慢性前列腺炎的症状。

女性如果在月经期吃辛辣刺激性食品，则易致痛经、经血过多，还可能会引起妇科炎症、子宫腺肌症等妇科病。

2. 吃太甜：卵子质量差

有研究指出，人工甜味剂会损害卵子质量和胚胎质量，降低怀孕成功率。常见的人工甜味剂有糖精、阿斯巴甜、甜蜜素、安赛蜜、三氯蔗糖等，这些成分常出现在甜点、甜饮料中，女性过多食用可能会影响受精卵着床。

同时，男性也应该提高警惕。虽然吃甜食对男性生殖健康没有直接影响，但长期嗜甜，可能会影响血糖水平，最终诱发勃起功能障碍。

3. 吃太咸：难勃起，性欲差

无论男女，吃得太咸都会造成血压升高，危害心脑血管健康。男性血管出现问题会导致阴茎血流减少，使勃起功能出现异常；女性心脑血管出现问题则易导致性高潮减少，还会影响容貌，降低性自信。

4. 吃太凉：血流不畅，易痛经

现代人偏爱冷饮，如冰激凌、冰镇啤酒等。但女性吃太凉的食物可能会引起血脉不畅，导致月经不调、痛经、闭经等问题；前列腺不好的男性也要少吃生冷凉食，否则会加重病情。

5. 这样吃，让你越吃越“行”

健康合理的饮食对保持性健康有重要意义，其中注意口味上的均衡、多吃清淡的食物是关键，另外，专家还分别为男女推荐了一些助“性”食物。

男性助"性"食品

类别	助性食品	主要作用
鱼类	沙丁鱼、三文鱼等深海鱼	深海鱼富含 ω-3 脂肪酸，能阻止血液凝结，降低三酰甘油水平，对心血管有益，有助于男性勃起，减少性功能障碍
蔬菜类	番茄	番茄是抗氧化剂番茄红素的最佳来源之一，番茄红素能改善精子的运动能力、活性和结构
	韭菜	韭菜被称为"男人菜"，可以改善男性的脾胃功能，帮助男性养阳，对肝功能也大有益处
	菠菜	菠菜含有叶酸，对性健康大有裨益。菠菜还富含镁，对扩张局部血管很有帮助，能令男性更好地进行性唤起
	南瓜	南瓜籽中富含锌，对精子生长和睾丸素生成都有重要作用
	大蒜	大蒜释放的少量硫化氢可使包括男性阴茎动脉在内的血管得到放松。大蒜含有大蒜素，能够促进男性身体向阴茎供血。阴茎动脉得到放松，再加上更充足的供血，勃起状况会得到大大改善
坚果类	核桃	核桃富含健康脂肪，对提升精子质量有帮助
水果类	木瓜	木瓜富含维生素 A，而且含有精氨酸，这些都能够改善阴茎的血液供应，对于缓解导致勃起功能障碍的病症有益

女性助“性”食品

食物所含物质	主要食品	作用
ω-3 脂肪酸	深海鱼	可调节女性内分泌，改善子宫环境，促进排卵，提高怀孕概率
维生素 A	动物肝脏、鸡蛋、胡萝卜、菠菜等	改善子宫环境，有助受孕
维生素 E	葵花籽、初榨橄榄油、鸡蛋等	有助于人体对其他脂溶性维生素的吸收，使激素分泌正常化

除了多摄入健康食材外，采用健康的烹饪方法也非常重要，如少油少盐，避免过度加工，少油炸干煸，少加辛辣调味料等，这样才能让好食材不至于变成“垃圾食品”，危害身体健康。

据说，真心相爱的人会这样入睡

有些伴侣喜欢相拥而眠，有些伴侣则希望睡觉时互不干扰。每个人的睡姿虽然看似随心所欲，却能反映出人们微妙的心理活动和情绪。比如，当处于蜜月期，恨不得每一秒都享受对方给予的爱时，两人很有可能会拥抱着入睡；当女方更倾心于男方，或渴望被保护时，则很可能会选择贴着男方的胸口睡去。

别小瞧了性爱中双方的睡姿，这里面藏着很多"不为人知"的小秘密。科学研究表明，睡眠过程中的肢体语言——睡姿，是受意识控制极少的下意识动作，所以它所传达的信息很少具有欺骗性，能反映人真实的心理状态。

英国睡眠评估和咨询服务机构专家通过研究发现，每一种睡眠姿势都对应着一种人格类型；同时，睡姿也能折射出你这段时间的心境、情绪等心理状态。心理学家认为，男女在一起的睡姿能够在一定程度上反映出他们的性关系，甚至反映出藏在他们心中最深处的性想法。

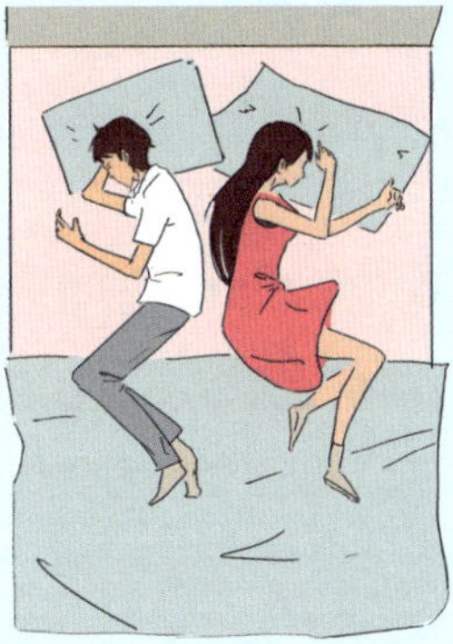

01 自由式

背靠背相互无接触

约 27% 的夫妇睡觉时会用这种姿势，在双方身体间留有一定的空间。

专家认为，喜欢这种睡姿的夫妻在性爱方面非常有安全感，两人独立性也较强，性爱时往往都比较主动。

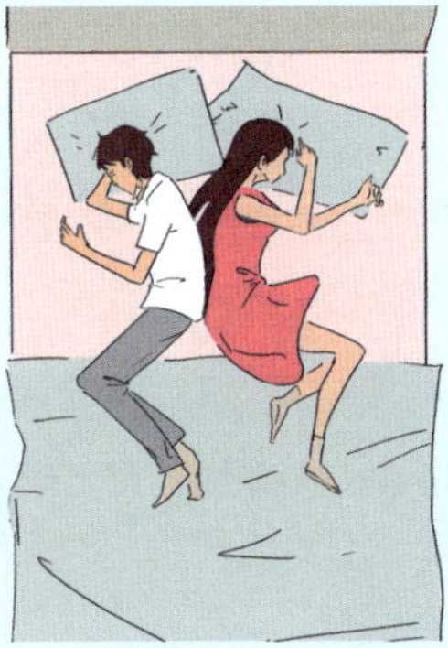

02 珍爱式

背靠背互相接触

23% 的夫妇喜欢这样睡，最常见于新婚夫妇。用这种姿势睡觉的夫妇彼此都会感到放松和舒适。

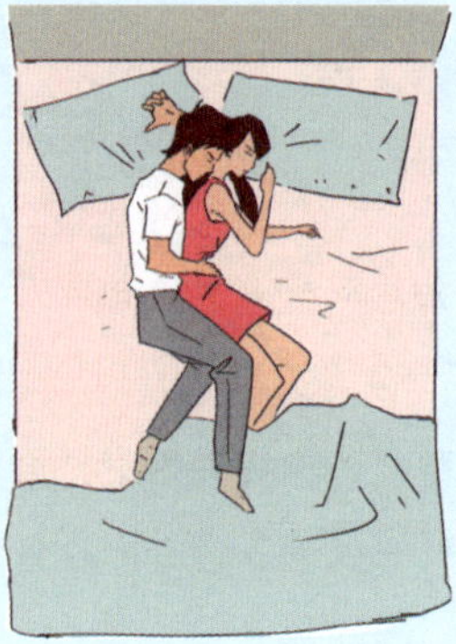

03 汤勺式

前胸靠后背且相互接触

这种经典的、带有爱意的睡觉姿势仅被 18% 的夫妇接受。这种姿态往往是一方对另一方给予照顾、保护的体现，性爱上也是这一方较为主动。

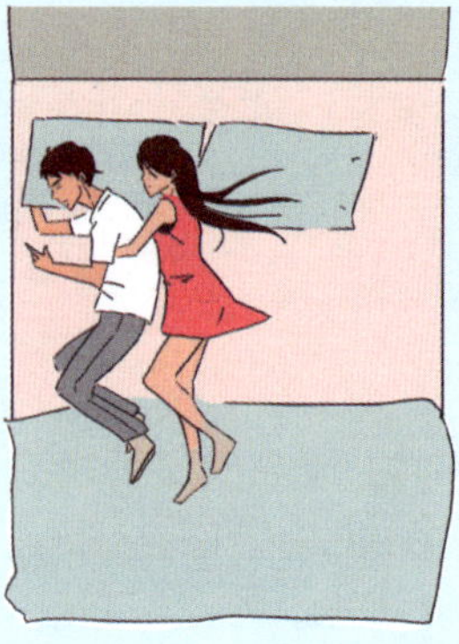

04 反汤勺式

女方贴着男方

有的睡姿还可以反映出情侣双方是否发生过矛盾、吵过架。比如，争吵后，男性睡觉时可能会突然背对着你或者是远远地睡到床的另一边去，专家称这种现象为“冷处理”。如果妻子这时追着丈夫不放，硬是要抱着丈夫睡觉，那么这种睡姿便被称为“反汤勺式”。

心理学家和婚姻学专家解释道，远远地睡到床的另一边去，实际上是希望对方来向自己献殷勤。这时候，距离就成了邀请函：快来主动接近我吧！

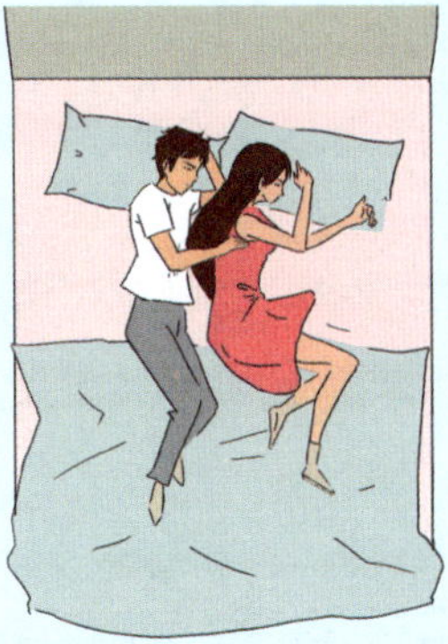

05 半汤勺式

前胸靠后背但不接触

新婚夫妻往往会很亲密，但是当你们的关系发展至成熟以后，身体接触的新鲜感就会褪去。当夫妻关系成熟后，两个人都需要更好的睡眠，从而更愿意采取这种半汤勺式的睡姿。

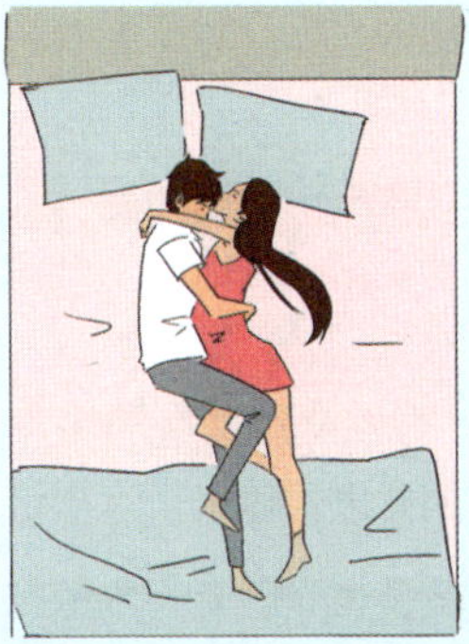

06 情人式

整夜交缠在一起

只有 2% 的夫妇会这样睡觉。这种睡姿尽管带有浪漫和非常亲密的情调，但也表明彼此之间缺乏独立性。

当两人情感正处于燃烧期，希望自己能够被融化，或者是在刚刚做完爱时，男女往往会倾向于这种睡姿。不过，不少人会觉得整晚如此会十分疲惫，也缺乏自由。

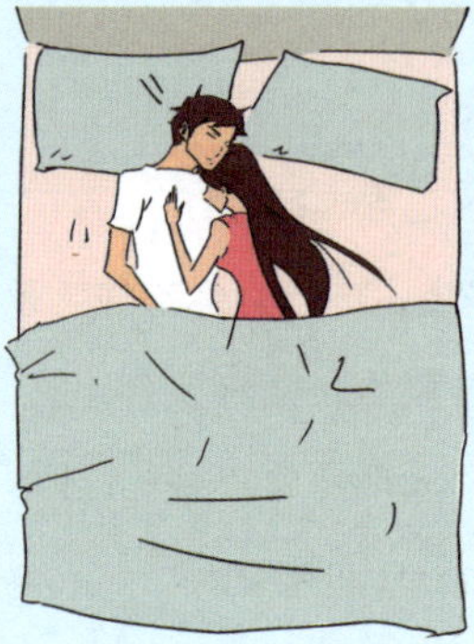

07 浪漫式

女方枕在男方胸上

这种姿势被4%的夫妇采用，通常见于婚姻关系的早期，它也代表着活力、热情或爱火重燃。

这种睡姿让男性觉得像收到了一份慷慨、充满爱意的礼物，女性则往往会觉得这可以带来任何物质都无法比拟的安全感和被保护的感觉。

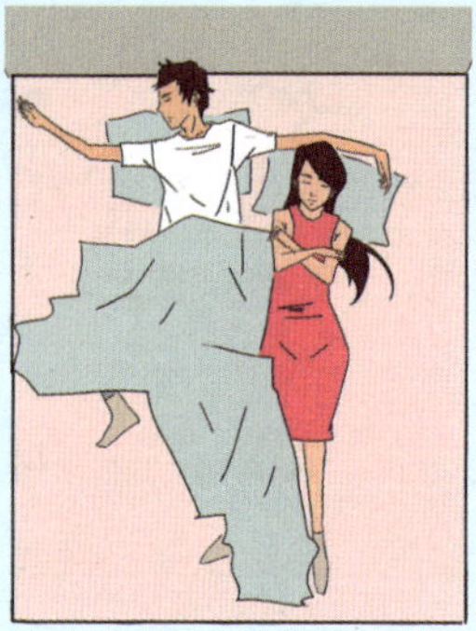

08 枕边对话式

面对面但不接触

3%的夫妇会采用这一姿势。这种入睡的姿态意味着双方对情感连接的需求，显示了对密切沟通的需要。同时，这种睡姿也表明有一方掌控着你们的关系，而另一方正处于从属地位。

PART 4

性爱技巧进阶

01

每一个不爱爱的夜晚，都是对时光的辜负

周五欢天喜地，周日灰心丧气。每一周都像是心情的一次轮回，从消极到欢喜，从厌倦到打起精神，好像只有周末的两天能让自己满血重生。

你的周末是如何度过的？50%的人和床签订了“恋爱协议”，10%的人与电脑为伍，10%的人逛街逛到疯，10%的人在灯红酒绿中度过，剩下的没准便是在和心上人卿卿我我。

如果说周末是充电站，那么周末的性爱就是身体最爱的“度假方式”。每一寸肌肤都等着对方来爱抚，每一个细胞都充满了对爱的渴望。

性爱是最好的礼物

对女性来说，一场缠绵悱恻的性爱意味着爱意、体贴、长久。周末，男性可以精心策划一次独特的性爱，这远比鲜花、大餐更令人难忘。以下五种性爱方式，不妨都来试试。

1. 浪漫式性爱

无论是20多岁的小姑娘，还是60多岁的老妇人，没有女人不喜欢浪漫。

研究表明，女性觉得浪漫的事包括：蒙住她的眼睛、带给她一个惊喜、

去陌生的地方共享周末、给她写封信、一起听音乐喝红酒，等等。而一场浪漫的性爱也需要这些行动来烘托气氛和渲染心情。

提醒 不要着急提性，让一切行为水到渠成。性爱过程中放慢速度，仔细品味每个步骤和细节。

适宜人群 热恋中的情侣、一起休假的夫妻、很久没有浪漫相处的老夫老妻。

2. 激情式性爱

性爱离不开激情，当两个人都“来电”时，可以一边互相脱掉对方的衣服一边奔向卧室，或者干脆在沙发、阳台上交织在一起。双方都要主动、默契，火热的激情会让你们忘记一切，只属于彼此。

提醒 再冲动也别忘了做好安全措施，动作可以更有力度但别粗暴，体位多些花样，但别难度太高伤了性器官。

适宜人群 小别重逢的夫妻、白天电话调情晚上都状态很好的伴侣。

3. 快餐式性爱

在快节奏的现代生活中，性学专家建议伴侣可以偶尔也来一些“快餐式”性爱，虽然它占用的时间比吃顿快餐的时间还要少，但却能给人带来意想不到的惊喜和乐趣。

工作日的早上、忙里偷闲的相见时，利用这些时间，你们可以直奔主题、速战速决，释放压力。

提醒 只能偶尔为之，不能取代日常性生活。

适宜人群 工作生活忙碌的人、与孩子老人共住的夫妻、厌烦了普通性爱的伴侣。

4. 怀孕式性爱

研究发现，当夫妻决定要孩子后，他们的性生活质量会大大提升，两人都会对性生活更加投入，彼此之间的默契也会更强。没有了避孕带来的担忧，女性更容易达到高潮，性爱方式也会更加健康。

提醒 最好戒烟戒酒，有条件的话双方都去做个体检；做爱时不要总是想着怀孕这件事，放轻松，宝宝自然会到来的。

适宜人群 想要孩子的夫妻。

5. 和解式性爱

有矛盾时，不要大吵大闹，更不要一个人生闷气，此时不如一起走进卧室，用性爱来消除争吵，身体的碰触会让你们重归于好。性爱不但能帮助你们消除矛盾，还能让你们明白，两人虽然产生了问题，但彼此仍然是相爱的。

提醒 不要再提有争议的话题，更不要拿性威胁对方；在性爱中，不要带着发泄情绪的想法，更不要做粗暴的动作，否则会适得其反。

适宜人群 因小事发生矛盾的伴侣、偶尔斗嘴调情的夫妻。

男性学 7 招，给她极致体验

你可能没有注意到，手，是性爱过程中使用频率最高，并且贯穿始终的“大杀器”。是时候进入性爱高阶教程了，只要你愿意，用双手就可以带给伴侣高潮。

1. 探索她的身体

假装你是一位艺术家，尝试以手指替代画笔，勾勒出她身体的优美曲线，此举有助于让女性更加注重身体的感觉。

用非常轻的、似有若无的力度温柔地抚摸女性的嘴唇边缘、大腿内侧、乳房外缘等敏感区域。但是，关键部位要留到最后，等时机成熟再去刺激抚摸，否则会适得其反，使女性“性趣”顿失。

2. 接吻时手捧着她的脸

接吻不光是舌头的事，手部触摸也至关重要。亲吻时用手捧起她的脸，表明你正全身心投入于亲吻之中。这一动作会拉近双方的距离，也会使接吻体验更难忘。

3. 让她引导你的手

在抚摸女性时，如果力度把握不到位，可能会伤及女性。因此，男性不妨观察女性自我爱抚时的方式。不过，女性往往羞于被男性“观察”，所以，这时不妨让她引导你，手把手教你一些让她感觉最好的爱抚方式。

4. 给她写一张“性感”便条

提笔写字是很浪漫的行为，把一张写有诸如“我爱你”“昨晚真的谢谢你”之类话语的便条留在她的床头或梳妆镜边，会让女性感到备受尊重，有益于拉近彼此距离，使双方更加亲密。即使便条上只写一些老掉牙的话语，也能让她整天想着你，成为下次浪漫的美好开端。

5. 抚弄她的头发

性爱过程中，男性可以手作梳，抚弄她的头发。梳头发或抚弄头发会让女性产生强烈的亲密感。手指划过发根的简单爱抚，能使女性感到安心舒畅，进而能更好地投入性爱之中。

6. 性爱中给她更多刺激

研究发现，大约有 3/4 的女性在性爱中都难以获得高潮。究其原因，缺乏手部刺激是一大关键。澳大利亚一项研究发现，在最近一次性爱中获得性高潮的女性里，有 71% 的人表示其高潮来源于手部刺激与爱爱的结合。

男性可采取更自然的侧进式姿势，同时以手部刺激女性的性敏感区，这会更容易使女性获得高潮。

7. 爱爱时抓住她的手

对包括双手在内的“身体性工具”的充分利用，可以让她感到你的热情投入，进而放松身心，更容易达到性高潮。

性爱时不妨抓住她的手，以适合的力度快速握紧，这对保持浪漫极为关键。

女性学6招，让他不舍离去

1. 拥抱时手别停

拥抱时，一只手放在对方腰部，另一只手轻轻地用指尖在他的背部游走。

脊椎是一个汇集了全身多种神经的重要部位，因此，触摸背部，不仅会让他心潮澎湃，也会让你情难自禁。

2. 爱抚时找对位置

正确的爱抚是产生欢愉的关键。男性身上也有很多敏感点，包括后腰、脊背、耳后、脖子、肚脐周围、大腿内侧等，试着抛开羞涩，用你的双手一一抚过，给他不一般的享受吧。

3. 为他做顿提性大餐

用灵巧的双手为爱人准备美食本身就是一件性感的事，如果再做些能提升性欲的食物，那就更加完美了。可以在蔬菜沙拉中点缀上几颗樱桃，准备一些羊肉、牡蛎等。从温馨到热烈，只差一顿饭的距离。

4. 写下性幻想

如果你羞于用语言表达，可以选择将你的性幻想或性期待写下来，让他知道你很享受与他做爱的过程。

5. 走路时手牵着手

双手密布着感觉神经，触碰后会让身体产生强烈的反应。走路时悄悄牵过他的手，看电影时挑逗他的手心，你的小心思能让他感受到浓浓的爱意。

6. 用手自我满足

只有足够了解自己的身体，才能带他一起探索你的“秘密花园”。不妨给自己留出一段空闲，享受你自己的专属时光。

02

这 8 个时刻不爱爱，你还愣着干吗?

早晨，从睡梦中睁开眼，爱人沉静的睡颜映入你的眼帘。此时，你的小心脏莫名地扑通扑通乱跳，身体里有一股洪荒之力被唤醒，让你情不自禁地把她揽入怀中，然后……

总有一些时刻，我们会控制不住内心对伴侣的爱和欲望，这时，你不行动起来，还愣着干吗呢?

当然，我们也知道，性爱能同时在精神和身体方面给人带来极大的愉悦。健康的性爱对人的身心健康能起到积极的作用，可如果为了贪恋一时的开心而过度放纵，那么结果便会让我们付出健康的代价。在享受性爱的同时，更要科学地认识它。

纵欲伤身！“夜夜笙歌”需警惕！

不论是在床上还是在床下，男性最怕伴侣给自己打上“不行”的标签。大多数男性都有这样的心理，纵使“一夜七次郎”不可追，起码“夜夜笙歌”还可以努力一下。可是，你们知道多久进行一次性生活才算正常吗?

根据杜蕾斯的一项全球民调显示，中国人的性生活次数平均为每年 122

次，全球平均次数为每年 103 次。受访者中，80% 的夫妇称他们每周都过性生活，36% 的人每周性生活达 3 次或 3 次以上。可即便是这样，还有 70% 的人对现状不满足，想要更多的“性福”时光。

性爱次数多，也许你以为自己很“行”，可一旦这 6 个危害找上你，当心你会很快就变得“不行”。

1. 性生殖器“过劳”

无论男女，性冲动连续、重复发生，都会加重性控制神经中枢与生殖器官的负担，造成性功能的未老先衰。

2. 体质状况变差

对男女双方而言，爱爱都可以算是高强度运动，会造成较大的体力消耗，爱爱太频繁可能会导致体质状况下降。如果不悬崖勒马，久而久之还会影响男女的精神状态，思维能力、记忆力、分析能力等都会下降。

3. 诱发性功能障碍

男性性生活过度会延长射精时间。由于下一次性生活时射精开始的时间肯定比上一次长，于是就埋下了诱发阳痿、不射精、射精时间迟缓、性生活无快感等性功能障碍的隐患。

4. 加重腰背劳损

男性性生活过度，会使生殖器官反复、持续地充血，这易诱发前列腺炎、精囊炎等疾病，最终不但会造成阴部不适、腰酸背痛，还会出现血精的症状。

女性性生活过度，生殖器官也会始终处于充血状态，这易诱发盆腔充血，产生腰酸、下身沉重等不适的感觉。

5. 多次之后性满意度降低

不管男女，频繁性生活时，这一次的性满足程度都会比前一次差，这容易给人带来心理上的不良影响，让人认为是自己性能力有问题，最终甚至会因心理与精神因素而诱发性功能障碍。

6. 不反应期过长

男性性生活后有一个不反应期，即房事结束后有一段时间对性刺激不再发生反应。经常在一次性生活中性行为过度就会延长不反应期，也容易引起男性性功能衰退。

计算你的最佳性爱频率

美国学者结合年龄对性能力的影响规律，总结出了一个“性爱频率公式”：性爱频率 = 年龄的首位数 ×9，即用自己年龄的十位数乘以 9，所得乘积的十位数再乘以 10 即为一个性爱周期所持续的天数，而个位数则为应有的性爱频率。

比如说，30 多岁的男性套用公式是 3×9 ＝ 27，也就是说，在不影响身体健康和工作状态的情况下，20 天（27 的十位数为 2，2×10=20）内可做爱 7 次，大约 3 天一次。“性爱频率公式”适用于 20 岁以上的成年人。

还有调查显示，在 20~40 岁的人群中，体力劳动者平均每周做爱 3~7 次，脑力劳动者平均每周做爱 2~8 次。此外，25~35 岁、45~55 岁是男性的性欲萧条期，但由于体力会自行恢复，所以不必惊慌，也不需要用药；65 岁也是男性的性欲萧条期，此时则适宜服用保健品。需要指出的是，男性终身都会有性欲。

小贴士

一些人认为，天天过性生活才能彰显自己强大的性能力。但这样做的人性爱质量往往不高，最后双方还会进入“为了性而性”的怪圈。实际上，爱爱频率因人而异，夫妻双方只要在性生活上达成一致，就不必拘泥于固定模式。

这 8 个时刻最适合性爱

对多数男女而言，要想获得美好的性感受，选对性爱时间非常重要。那何时才是爱爱的最佳时刻呢?

1. 慵懒的清晨

清晨是男女性欲最“吻合”的时段。经过一夜的休息，男女体内性激素的分泌都很旺盛，欲望也都比较强。尤其对男性来说，此时男性体内的睾酮含量会达到顶峰，并出现“晨勃”现象，只要一些轻微的刺激就能唤醒整个身体。再加上睡好了觉，精神也好，所以没有比这个时候更适合爱爱的了。

2. 周六晚上

朝九晚五的繁忙工作让人疲惫，周一到周五更是没有时间停下脚步享受二人世界。因此，爱侣们要充分利用周末，“专心”投入到这段难得的亲密时光中。周末时间充裕、体力充沛，最适合大开脑洞换一下花样、改变一下地点和姿势、多做些前戏，这些改变都会给你们带来一场回味无穷的性爱。

3. 暴风雨之夜

窗外的暴风骤雨和偶尔的雷声正好可以为你们爱爱的猛烈程度做个参

照。这个时候不妨关上灯或调暗灯光，忽略视觉后，敏感的触觉便会成为你们爱爱的探测器。

而且，阴雨天气时，人们更容易产生亲热的欲望，彼此的感情也会变得更加密切。不过，过分刺激的性爱并不是人人都适合。性爱气氛正浓时突然电闪雷鸣，也可能会吓到双方。

4. 中午时光

无论是平时的午休时间还是周末午后，午间的性爱体验永远令人难忘。下午 2~4 点，是男性在白天里对异性最关注的时刻。研究发现，下午男性精子的质量较高，精子运动速度较快，此时做爱女性更易受孕，想要宝宝的夫妻不妨抓紧这段宝贵的时光。要注意，午间爱爱时间最好别太长，最佳时长是 20 分钟左右。而且，为了让爱爱达到最佳状态，中午千万别吃太饱。

5. 工作前

工作前进行一次畅快的性爱可以帮助减轻压力、提神、增加自信。不过，爱爱前一定要休息充分。前戏可以迅速而热烈，激情之余也别忘了留出充足的时间恢复一下，以免影响工作。

6. 午夜激情

冒险与性，这是所有男人都喜欢的两样东西，而能把这两者结合起来的，就是换个刺激的地方做爱。尝试不同的地点和场景可以为性生活增加一些额外的“调料”。你可以穿上热辣的短裙，与伴侣一起，选择在阳台、帐篷等不一样的地方，尽情享受“鱼水之欢”。

7. 灿烂星空下

灿烂的星空、清新的空气是最美好的“催情剂”，这不仅会让你对爱人更欣赏，欲望更强，还会让你抛开一切，尽情享受这个美妙难忘的亲密时刻。但是，激情之余，也千万要注意保护隐私和私处卫生。

8. 一起沐浴

一起洗个热水澡能让人放松，排解掉一天的压力，大大提升体内的欲望能量。但要注意，水温不要过高，不要超过 40℃，否则会降低皮肤的敏感度，加重心脏的负担。

同时，要保持浴室通风，避免因大量热气蓄积而影响人体正常呼吸，导致机体缺氧而抑制性兴奋，降低性快感。

躲开 7 个“黑色”性爱时段

爱爱如果掌握不好时机，不仅会适得其反，甚至还可能会危害身体健康，所以，请完美避开以下 7 个“黑色”爱爱时段。

1. 酒后

饮酒，尤其是饮用大量烈性酒会导致男性阴茎勃起不坚或早泄，影响性生活质量，而且酒后受孕也不利于优生。有调查发现，酒后进行性生活也是引发猝死的重要原因之一。

2. 生病时

生病时身体抵抗力低下，性敏感度降低，会影响性生活质量。尤其是在身患传染性疾病时，更不可过性生活，否则不仅影响自己的健康，还会把疾病传染给伴侣。

3. 疲劳时

由于爱爱要消耗一定的体力和精力，所以在精神或身体疲惫时爱爱往往会达不到高潮，收不到令双方都满意的效果。

4. 心情不快时

有的爱侣选择在一方情绪不佳时勉强爱爱，这样最后不仅得不到满足，还会使情绪不佳的那一方产生反感。如果反复如此，甚至还会导致伴侣性冷淡或阳痿。

5. 太饱或饥饿时

饱食会使胃肠道充盈并充血，此时大脑及全身其他器官的血液相对供应不足，因此最好别在刚吃完饭后就爱爱；饥饿时人的体力会下降，精力也会不充沛，此时爱爱往往也不易获得满意的效果。

6. 产后

如果在产后过早地爱爱，很容易造成子宫恢复不良，引起子宫出血。调查显示，有接近 40% 的女性因产后初次做爱过于仓促，给日后的爱爱蒙上了阴影。一般来讲，生产 6~8 周后才能逐渐恢复性生活。

7. 黎明前

此时爱爱会使双方都得不到充分的休息，使机体平衡失调，抵抗力下降。

03

笨蛋！这才是我想要的性爱环境

如果两人每次翻云覆雨，都是重复的动作，重复的程序，重复的地点，你是否会感觉越来越麻木？是否会觉得自己真的太老套了？

都说环境会影响人的心情，性生活中，一成不变的场景虽然会让彼此觉得更安心、更能利用场地的便利，但时间久了双方都会觉得“腻”。如果你也同意这个观点，不妨来看看还有什么可能是你伴侣喜欢却没说出口的性爱环境吧。

这 7 个地点最适合性爱

想要让两人之间一直保持“性”趣盎然，你需要好好利用以下这些“最易激发性欲的地点”，小小的创意可能会大大改善你们的关系。

1. 浴室：品味“鱼水之欢”

调查显示，高达 82% 的伴侣有在浴室里爱爱的意愿。在水流的哗哗声中，你和伴侣为彼此涂抹浴液，在泡沫中爱抚对方的肌肤，慢慢点燃激情，相信谁也无法抵抗这样的诱惑。其实，爱爱的很多高难度姿势在水里都更容易实现。在水中，身体借助浮力会比平时更轻，平时因为重量难以做到的姿势，在水中也许可以轻松地完成。

小贴士

在浴室缠绵一定要比平时更加注意安全问题。水不要太热，以免重要部位因充血肿胀而受伤；注意使用防滑垫，或者穿着底部有防滑功能的拖鞋，避免因为地面湿滑而“乐极生悲”；不要把沐浴露、香皂、牙膏当作润滑剂使用，这可能会让她因为刺激而感觉不适。

2. 厨房：“秀色可餐”的盛宴

女性穿着围裙准备美食，是最令男性心动的时刻之一。此时，如果你从后面抱住她，在桌上来一次身体的碰撞，会给她带来惊喜。

选择厨房当作爱情升华的地点，好处是可以让爱爱和食物直接联系在一起。如果你懂得善用调味料，可以在她身体的敏感部位撒点糖粉，或是淋上蜂蜜等，然后舔舐吮吸一番，这可以增加性爱的“味道”和激情。但过于刺激的调味料会引起皮肤的过敏反应，最好不要轻易使用。

3. 阳台：独享这一座城的流光

在阳台演绎“都市言情剧”是尝鲜的做法。如果是在白天，一边你侬我侬，一边享受日光浴，着实是件曼妙无比的事情。而如果是在夜半十分，以万家灯火为背景，来场“肆无忌惮”的爱爱，更是让人充满紧张感和刺激感，享受到不一样的性爱。

但是请记住，只有你家住得够高，视野够好，你才能和伴侣好好享受在阳台上性爱所带来的乐趣，否则你们的行为便只能是应了这句诗：“你站在桥上看风景，看风景的人在楼上看你。明月装饰了你的窗子，你装饰了别人的梦。”

4. 客厅：光线充足，氛围到位

对于担心“隔墙有耳”的人，客厅无疑是一个不错的性爱地点。一边让电视发出声音，一边做自己爱“做”的事。适当把电视声音调大，这样，即使双方沉浸在欢愉中不自觉地发出了声音，也会被节目声淹没，不至于被邻居“听墙根”。

如果在客厅享受性爱，要做好两方面的准备：

一是爱爱姿势。在沙发上保持某些姿势可能比在床上更困难，也不太容易瞄准和使力。可以选择沙发不太软的区域，精心铺上毯子，以增加舒适度。

二是突发状况。为了防止出现孩子和家人突然回来，或是有他人来访的情况，事前应做好准备，如反锁家门，不要全裸，采取坐姿或重点局部刺激的方式，等等。

5. 卧室：最爱地点，没有之一

无论是哪里人，卧室绝对都位于爱爱地点排行榜的最前端，但这并不代表卧室里的性爱品质一定会及格。如果想把卧室当作爱情的“根据地”，就要先做好确保“隐秘性”的工作。

和家人签订“条约”，即当房门关闭时，请不要擅自闯入，否则后果自负。如果孩子或其他家庭成员拥有卧室的钥匙，那就干脆换个锁，或者订制一个“办事中，请勿打扰”的牌子吧。

6. 浪漫海边：听海浪声也会陶醉

海边柔软的沙滩上，除了聆听海的声音，你一定也不会放过浪漫的好机会。在无人的沙滩上，听着浪花拍打海岸的声音，感受着大自然的美好，彼此融为一体，其中的浪漫与激情不可言说。但要注意，无人的沙滩区域可能存在安全隐患：不注意涨退潮的时间，会有被困在海水中的风险；沙滩岩石贝壳众多，容易划伤皮肤等。

7. 郊外帐篷：让星空和虫儿见证爱情

气温适宜的季节，在郊外的帐篷中爱爱绝对是一件让人血脉贲张的事情。望着满天繁星，听着虫儿鸣叫，远离城市的喧嚣，天地间似乎只有你和你的伴侣，这时，你的心情和身体都会彻底放松，非常有利于提升性爱的质量。

不过，在野外爱爱一定要注意安全。带好防蚊虫的药品和装备，避免被昆虫叮咬后出现身体不适，甚至危及生命；带好饮用水、饼干等食物，以备不时之需；随身携带指南针、手电筒、打火机等求生设备。最好选择正规、安全的户外露营地，这样既能减少危险因素，又能更加便捷。

有这样一张床就成功了一半

进行性生活时，虽然很多人会不断尝试新花样、新地点，但卧室仍然是多数人心中的“爱爱圣地”。研究发现，已婚夫妻 93% 的性生活在自家卧室进行，就连性文化最开放的瑞典，也有 68% 的人毫不犹豫地把卧室列为最浪漫的性爱场所。

舒服的卧室成就完美的性爱，在专门休息的地方，你的每个毛孔都能感到安全放松，也利于解锁各种新姿势。

关键时刻，可别让床“扫性”，一张让你们充满激情的床长这样。

尺寸：宽 1.5 米或 1.8 米

虽然大床可以让性爱有更多的空间“施展拳脚”，但也会减少二人的身体接触，从而降低爱爱频率。而性爱多是自发的，躺在床上，一翻身、一伸胳膊就可以抚摸到爱人柔软的身体，很可能性欲会被调动起来，想来场激情的性爱。

如果床太大，躺下来两人间的距离太远，久而久之会产生疏离感。所以，双人床选择常见的宽 1.5 米或者 1.8 米即可。

硬度：足够支撑腰部

一些人觉得软床躺着舒服，其实床垫过软，会造成身体中间部位下陷，增加腰椎生理弯度，会引起腰背疼痛。长期睡软床肌肉不能获得充分的放松，会影响爱爱时的力量。

性爱中，腰背部的肌肉力量很重要，尤其对男性来说，采用男上女下和侧卧位姿势时，男性要靠腰、腿部力量帮助控制力度。腰部一旦受损，很容易影响爱爱动作。

所以，床垫软硬要适度，一般以躺在床上能让身体各部位感觉妥帖，腰部能得到良好支撑为宜。

声音：零噪声，不“唱歌”

两个人情意正浓、激情四起时，还要担心旁人听到床发出的“吱吱呀呀”的声音，多少会让人扫兴。对男性来说，这种担心很可能引起勃起障碍。双方为了减少噪声影响，小心翼翼地放不开，性爱质量难免打折。因此，尽量不要选用弹簧床垫，安装时还要注意平稳。

床品：干净整洁

床单、被罩长期不换，容易滋生细菌，出现异味和污渍，不仅不利于健康，“性趣”也会受影响。因此，床单、被罩、枕巾等床上用品必须常换，最好每半个月到一个月清洗一次。

颜色：粉嫩热辣

法国一项调查显示，颜色会对性爱产生影响，选择淡紫色、红色、粉红色床上用品的夫妻，性欲会明显增加；选择白色、灰色的夫妇，性欲不会发生波动；花花绿绿的颜色则可能降低性欲望。调查还发现，丝绸材质的床单，质感柔滑轻薄，可以带给皮肤美好的感受，能激发人们对性爱的向往。

杂物：急需“断舍离”

一些人喜欢把床变成生活小空间，把小书桌、电脑、收纳盒子等都摆在床上及其周围，这非常不利于两性生活。

床一旦有了办公娱乐等功能，伴侣间情感交流就会受到影响。因此，床的布置以简洁为佳，枕头加被子足矣。

爱爱时，开灯还是关灯？

在中国人的传统观念里，夫妻性爱是个“见不得光”的事。黑暗似乎能遮盖一切不能宣之于众的隐秘，让人身心放松、毫无顾忌。而少了视觉影响，触觉和听觉便能达到灵敏的极致，甚至一丝颤动、一点呻吟都会让人浮想联翩。

但是在西方人眼中，“开灯性爱”却被认为是性技巧的必备品。开灯做爱不仅可以将自己更好地袒露于伴侣眼前，还可以与伴侣有眼神的交流，增加彼此的信任感。

灯光在男女性爱过程中扮演着至关重要的角色，无论开灯还是关灯都有各自不同的好处。

开灯做爱的好处

（1）开灯可以刺激男性性欲。和谐的性生活，要求伴侣在性生活过程中要密切合作，所以需要充分利用听觉、视觉、触觉以激发对方的性兴奋。其中，视觉对男性性欲的刺激尤其重要，女性裸露的身体能够更快地激发男性的性欲，让其勃起更为坚挺。

（2）开灯有助于伴侣在性生活中进行交流。性生活中的一些性需求，需要通过手势告诉对方，而性反应和性感受等也需要通过表情来传递，而如果关灯做爱的话，这些就都很难表达出来让对方知道了。

（3）开灯做爱有助于排除健康隐患。从性保健的角度来讲，开灯做爱可以帮助人们看清楚生殖器的一些异常情况，如出血、红肿等，以便及时排除健康隐患。

关灯做爱的好处

（1）关灯后，黑暗的环境可以让人充分发挥触觉优势，多些爱抚和亲吻，让人有更好的性体验。

（2）关灯后，周围干扰减少，有助于建立安静的性环境，使双方在共度良宵时更具有安全感与神秘感。

（3）一些女性对性有羞怯感，对于向伴侣完全展露自己的身体感到害羞，关灯可以帮助其克服心理障碍。

利用好灯光，可以为你的性爱加分

“开灯是最简单、最易掌握的性爱技巧，可以让你们彼此看到另一半有多棒！”美国注册性治疗师加蒂达·罗勒曾说过。

如果你们也想要用灯光来装饰爱巢、营造情爱氛围，那就来看看以下几个使用灯光的方法吧。

1. 卧室灯光也有主题

卧室里灯光颜色的选择也是有讲究的。你希望营造的性爱气氛，是毫无禁忌的疯狂，还是略带神秘色彩的撩拨，抑或是那种让人慢慢卸下防御的情不自禁？不同的气氛，需要不同灯光来搭配。泛着光泽的银色能让人癫狂；深紫色和暗红色意味着撩拨；淡绿色和蓝色则会让人感觉舒适。

2. 不要满屋都洒满灯光

最好在灯上安装调光器，它能方便你调节光线强弱。尽量不要用荧光灯，因为它不仅不够稳定，还容易导致眼睛不适。

3. 过于明亮的顶灯会让身体缺陷暴露无遗

不妨有创意地使用台灯或阅读灯，可以将光打向墙壁、植物或一幅画，你会发现，当对灯光做出适当调整后，光线会使房间别有情调。

4. 蜡烛有助于营造浪漫气氛

可以选择带玻璃托的烛台，忽明忽暗闪烁的火光最能让女性动情。若想要将光打向墙壁，则可以将灯罩换成彩色玻璃，这样能使烛光在墙上勾勒出美丽的图案，让气氛更加浪漫。

04

还不懂这些新花样，估计你离被踹下床不远了

在婚姻生活中，无论男女，随着时间的推移，对性的态度都可能会发生这样的变化：不再对性充满期待与激情，性生活好像变成了一套程序，在对的时间、对的地点做同一件事就好了。

如何挽救你们之间这日渐枯燥的性生活？其实，和心爱的另一半在床上，不必那么“守规矩”，来些新鲜的花样或变动刺激的手法便可让气氛变得不同。

一成不变的性爱，堪称灾难

当发现性生活有以下迹象时，就要当心你们的性爱是不是已经落入俗套了，这时，你就需要做出一些改变。

1. 时间固定

如果你和伴侣一直坚持在固定的时间做爱，那就说明你们的性生活有“例行公事”之嫌。有的夫妻只在每周的某一天进行性生活，而有的夫妻则选择在临睡之前进行性生活。无论是选择在什么时候，一成不变的时间都会让伴侣彼此体会不到性爱最美妙的一面：自发性。

夫妻应该打破常规，只要心血来潮便可示爱、求欢，不要对时间和场合太讲究，关键是“感觉来了，我就要享受那一刻！”

2. 草草收场

如果你们的性爱时间只有几分钟，那就该好好考虑一下性生活的质量是否及格了。偶尔的速战速决也许会很有趣，但健康的性爱应该更深入、充分、持久。

3. 急于求成

男性应该更体贴、耐心，不要急于进入正题。亲吻、爱抚以及挑逗性的淘气动作，都能慢慢调动女性的情绪。

4. 按部就班

随着两人相处时间的增长，性爱似乎也有了你们自己的一套模式，怎样前戏、何种体位、到达高潮的方式等都有了固定的程序。但性爱的生命力在于创新，长期“千篇一律”肯定会让人心生无聊。性爱是一种需要用心创造的活动，需要用一生去体验与完善。所以，不妨做些改变，打破你们已形成的性爱习惯吧。

内衣也能左右你的性欲

她穿着一件丝质短裙，白皙皮肤，若隐若现，欲盖弥彰的性感装扮，赚足了他的眼球。

内衣会告诉你对方的情欲。夜色温柔，欲火正浓，它是爱情的最后一道“阻挡”，也包裹着你所有的幻想……而你对最亲密伴侣的内衣有什么看法？是否知道小小的内衣也是性趣的“功臣”？

英国《卫报》刊文指出，在男性眼中，赤裸不算性感，若隐若现才更让他们销魂，女性越是遮掩身体，男性越是想看。美国一家大型交友网站对3890人进行了问卷调查。其中，89.2%男性认为，在爱爱过程中，他们不喜欢对方一开始就脱光衣服，而是更希望对方能“穿着性感的内衣”；参与调查的女性认为，赤裸会让她们感到不安，穿着性感的内衣、睡衣则会大大提升她们的自信心。欧洲一项研究也发现，在给男性看一些女性的照片时，男性普遍认为适当遮掩的女性更具神秘感、更性感，也更能激起他们内心深处的探索欲望。

不可否认，有时一件对的内衣，便能激起双方心中的欲望。那么，性感内衣到底为什么能对爱爱有激发“功效”呢？

1. 视觉是了解异性的第一渠道

异性之美首先是由视觉“捕捉”到的，而男性对于视觉刺激的反应极为敏感。薄纱内衣透而不露，蕾丝文胸性感撩人，这无疑会满足男性与生俱来的视觉刺激需求，而由此引发的愉悦感会刺激大脑，并唤醒性爱意识。

2. 内衣的包裹能凸显人体美

在大多数男性眼中，女性身体最性感的部位是哪里？美国《魅力》杂志曾经对此进行过调查，胸部、臀部获得了最高青睐，紧跟其后的是后颈、眼睛、锁骨、香肩，等等。巧合的是，一件惹火的内衣正好能与女性最性感部位的曲线融合，更能衬托、升华女人的魅力。

3. 好奇心助阵性欲

在两人的爱情世界中，好奇心有着举足轻重的作用。性感神秘的内衣刚好掩盖住了男性最想探索的女性身体部位，充分激发起男性的好奇心，这也会促使男女双方大脑兴奋度暴增，时刻保持“性致”满满的状态。

赶快！挑一件“惹火”的情趣内衣

你是否懂得挑选一件性感内衣的门道？大内密探（Agent Provocateur）内衣首席设计师莎拉·绍顿曾透露过“选择一件最合适的情趣内衣”的秘密，我们一起来看一下。

注意事项	挑选意见	细节描述
颜色	不单纯追求黑色	要考虑自己头发的颜色和长度。如头发为黑色，可以买紫红色内衣；头发是黄色，可以考虑淡粉色内衣。短发建议买亮色的，长发建议买深色的
罩杯	与身体协调	胸围较小，选 1/2 罩杯，可以让胸部更挺拔；胸围较大，选不带内衬并且可以收拢乳沟的内衣，可以让胸部不下垂
细节	精致	不选廉价粗糙的内衣，关注内衣细节
款式	新鲜	不断尝试新款式可以挖掘出不一样的美
情趣内衣	搭配式内衣	穿一整套，制造和谐热辣美
	蕾丝内衣	繁复精细，迷幻又充满女人味
	透明睡衣	风情十足，可为爱情注入“兴奋剂”

最后，再给情侣们一点小建议。关于你喜欢什么样的内衣，可以自然地与伴侣交流，或者直接买来送给他 / 她。比如，周末到了，你可以给她买几件你喜欢的内衣，然后暗示她试穿一下，等她换上以后，再非常大方地给予称赞。或者，你也可以悄悄地将新买的性感内衣放在她的衣柜里，这样可以向她传递出一个重要信息——我认为你穿上这个，会格外有魅力。

小贴士

一般来说，根据罩杯的面积，可以把内衣分为 1/2 杯、3/4 杯和全罩杯。

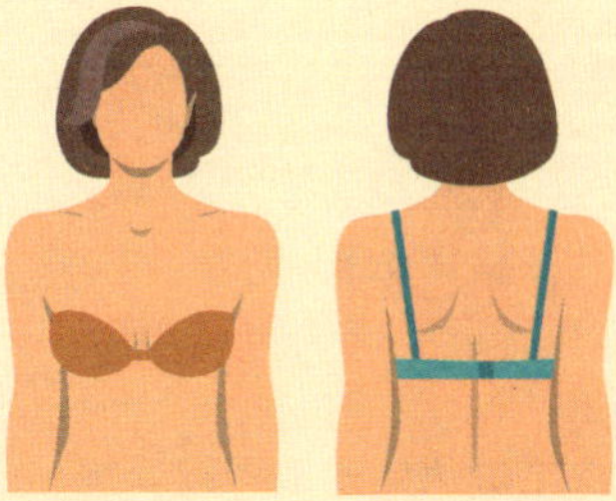
1/2 杯内衣

1/2 杯的内衣可盖住 1/2 的胸部，罩杯上缘略呈凸弧状，承托力差，可为无肩带内衣，适合胸部较小的女性。1/2 杯的内衣如果将肩带去掉，可以搭配低胸或露肩的衣服穿。

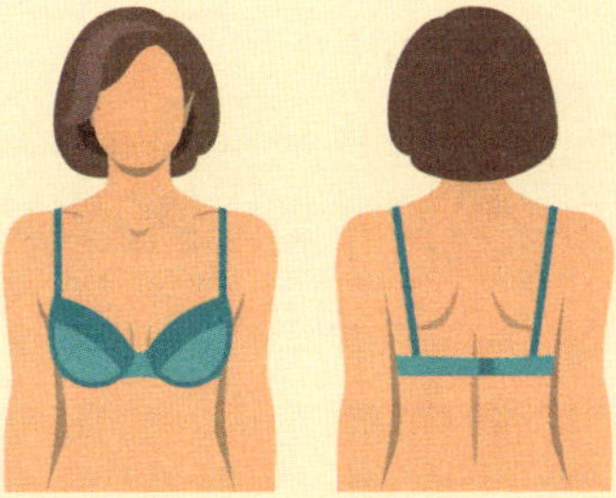
3/4 杯内衣

3/4 杯内衣可盖住 3/4 的胸部，罩杯呈 45° 角，斜向剪裁，可使乳房上托，向中间集中。3/4 杯内衣是聚拢效果最好的款式，如果你想让乳沟更明显，那选它就对了。而且 3/4 杯内衣适合任何体形的女性，可以放心挑选。

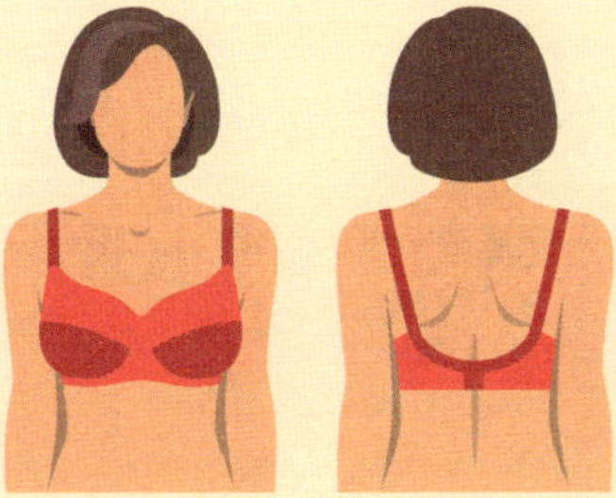
全罩杯内衣

全罩杯内衣可以包住整个胸部，罩杯呈水滴形或房屋形，适合胸部丰满的女性。

性爱游戏一小步，感情前进一大步

伴侣间可以为自己的性生活注入不同的性爱游戏，这不仅能使两人性生活更加和谐，还能巩固两人的感情基础。下面就介绍几种可以为你们的性生活增加乐趣的性爱小游戏。

1. 角色扮演

当你们对一成不变的性生活感到厌烦时，当做爱已经变成"一种任务"时，不妨试试角色扮演游戏。想出一些有趣的情景，找来一些令人兴奋的道具，让幻想来引导你们。女性可以扮成女仆、学生，男性可以扮成牛仔、老师等。

2. 换个风格

如果你在现实生活中温和而谨慎，那么你可以选择在奇妙的性爱中称王称霸一次，由你来控制两人在床上的动作，让对方完全听你的引导，你一定会有种不一样的感觉。

3. 拍打臀部

拍女性的臀部，咬男性的乳头等，随心所欲地挑逗他 / 她，这些动作很容易激发出彼此的性欲。

4. 高潮之咬

你有没有在兴奋得难以自已的时候咬过你的爱人？痛觉在一定程度内是可以引起兴奋的，所以，如果你没有这样做过，不妨试试在对方身上留下一排排小齿印，在肩头、腰间、股侧都可以，但是要以不过分咬痛对方为前提。

5. 美味冰激凌

你可以在他 / 她身上涂抹上一层冰激凌，然后慢慢品尝，一起享受这个缓慢的过程。尤其是在烈日炎炎的酷夏，这还是一条消暑的妙法呢。

6. 打开窗户，拉上窗帘

那种担心被发现的感觉会激发肾上腺素，为性爱带来兴奋感和急迫感。

7. 相互按摩头皮

头皮下有大量的神经末梢，这也能解释为何按摩头部能让人感觉很舒服。按摩头部能促进催产素的分泌，使伴侣双方感觉更紧密。这一举动也会为性交前长时间的浪漫前戏铺平道路。

8. 利用好沙发

男性坐在沙发上，女性面对面地坐在他的大腿上，接吻时女性可以前后摇摆，性专家表示这会给双方带来极度的性快感，而且动作越疯狂越刺激。

9. 互发调情短信

有时候，夫妻双方的性爱情绪要慢慢调动，可以尝试用手机互相发调情短信，比如“告诉你一声，我穿你喜欢的那件红色内衣了”，这时伴侣脑海里便会出现关于你的性感场面。当两人回到家后，要发生什么就不言而喻了。

10. 描述性活动

在进行性生活时只要说出你对当下活动的感觉，如“你的手正在我的大腿上摩挲，这感觉真棒”，你的伴侣就会知道什么能调动你、你更渴望什么、哪些动作能给你带来快感等。

性爱是件惬意又享受的事情，但这并不意味着你可以随心所欲，无所顾忌。有些对方完全不喜欢或无法接受的事情，进行性生活时最好不要做，否则会破坏和谐、影响感情。

每个人都有不同的性爱习惯和“口味”，当两人的习惯差异太大时，一定要及时沟通，不能一味忍耐。伴侣双方最好针对性爱商定一个“协议”，其中包括性爱频率、你们不能忍受的性爱行为、你们都能接受的性爱习惯等。

小贴士

有些男性可能会有一些比较“变态”的性嗜好，那女性对其究竟持什么态度呢?

男性总想尝试新奇的方式，追求更强烈的性刺激和性快乐。如果他提议的方式方法是健康的、卫生的、安全的，并能使女性更快乐，那大部分女性能慢慢接受。但如果他想要的性方式太过“变态”，甚至有性虐的倾向，会给人的身心健康造成伤害，那就要因人而异了。

05

这颗“长寿药”，我要在床上给你慢慢服用

陪着心爱的人慢慢变老，是最浪漫的事。荣获“英国最年长夫妇”殊荣的塔兰特夫妇，两人牵手共度了78年。据《每日邮报》报道，当谈及如何长寿、如何维护婚姻时，塔兰特夫人说：“我们饮食健康，经常锻炼，不抽烟，只是每晚一起喝一小杯威士忌，而且经常拥抱、亲吻。”

传统观念认为，人的性欲会随年龄增长而下降，中年人会逐渐厌倦性生活，老年人则会完全丧失性欲。实际上，这是违背客观事实的。众多例子告诉我们，美满的婚姻和性生活是健康长寿的一剂良药。

规律的性生活，让健康多一重保险

现代生理和心理学研究都证明，精神愉快时，人体会分泌一些有益健康的激素、酶和乙酰胆碱（一种神经递质），将血液流量、神经细胞的兴奋度调节到最佳状态，以提高免疫功能。因此，良好的精神状态有助于调动身体内在的积极因素，抵御疾病的发生、发展，延长寿命。

而要保持乐观愉快的心境，除了有必要的思想修养、胸怀坦荡、对人生

充满信心、维持良好的人际关系外，更重要的一点就是有积极而适度的性生活。适度性爱能刺激大脑神经系统，增强机体适应性，平衡生理功能。性腺分泌物除了能保证性功能外，还有助于平衡身体的新陈代谢。如果没有性生活，内分泌则会不可避免地紊乱，生理平衡也会遭到破坏。

据国外一项统计显示，约有 70% 的 68 岁男性和 25% 的 78 岁男性仍保持着规律的性生活。美国一项调查也表明，在 50、60、70 岁的中老年女性中，保持规律性生活的人分别占 88%、76% 和 65%。如科学家斯维兰德所说："帮助老年人在性方面得到解放，不仅具有积极的社会意义，还能增强老年夫妇进一步的情感交流，提高他们的亲密程度和自尊心，使他们在没有精神压力的情况下体验晚年的快乐生活。因此，社会应像接受青年人进行性行为一样，对老人的性行为予以理解和接受。"

40 岁后，情话也是性爱

性爱是人类感情的需要，方式多种多样，只要符合伦理道德、符合双方意愿，且对身体健康无害，就都是正常的。性交也并不是性爱的全部，夫妻还可以拥有更多其他的性爱方式。而且研究表明，许多女性在性交时并不会获得高潮，但在伴侣抚摸、刺激其阴蒂时，却能体会到强烈的快感。也正是这个原因，男性阴茎的大小及性交时间对女性而言，意义并不大。

40 岁后，男性勃起能力下降，女性卵巢功能也会衰退，雌激素水平降低或已经缺乏，出现阴道干涩等现象，并往往会因此而产生性交不适的感觉。而且，随着年龄增长、肌肉萎缩、肌力下降，人们的灵活性和性反应也会降低，使人对性生活的满意度降低。

所以，夫妻之间，尤其是在 40 岁以后，应更加注重变换性爱方式，以提高夫妻性关系的质量。除了直接性交外，更提倡他们通过语言、触摸、接吻或工具等其他性活动方式来获取性满足。当然，夫妻可以随时根据自己的情况，变换各种性爱方式。

持续一生的性爱法则

性爱是最具个性化的行为，要想与伴侣长久地拥有美好的性生活，就需要保持热情，用心经营。下面就一起来看看美国性学专家和婚姻问题专家总结出的“让性爱持续一生的黄金法则”。

1. 保持本色，做真实的自己

享受性爱的前提是做真实的自己，所以，请保持你真正的目标、激情和想法吧。如果你常常为了取悦伴侣而假装高潮，或者为了迎合伴侣而忽略了自己的需要，就很容易对性爱产生反感甚至心生怨恨，这会大大影响你和伴侣的性热情，不利于婚姻幸福。

2. 给性爱“保鲜”

夫妻应该将性爱视为享受彼此亲近关系和保持快乐的重要方式之一。恋爱时的性爱激情迟早会褪去，因此一定要学习一些能给性爱带来新鲜感的方法，如一起度假或寻找单独在一起的机会、尝试新的性爱技巧、共同参加一些有趣的活动等。

3. 向伴侣表达感谢

向伴侣表达感谢有助于保持爱情的活力和性爱激情。鲜花、糖果、烛光晚餐或者简单的拥抱、亲吻，等等，都可以表达你对伴侣的感激之情。

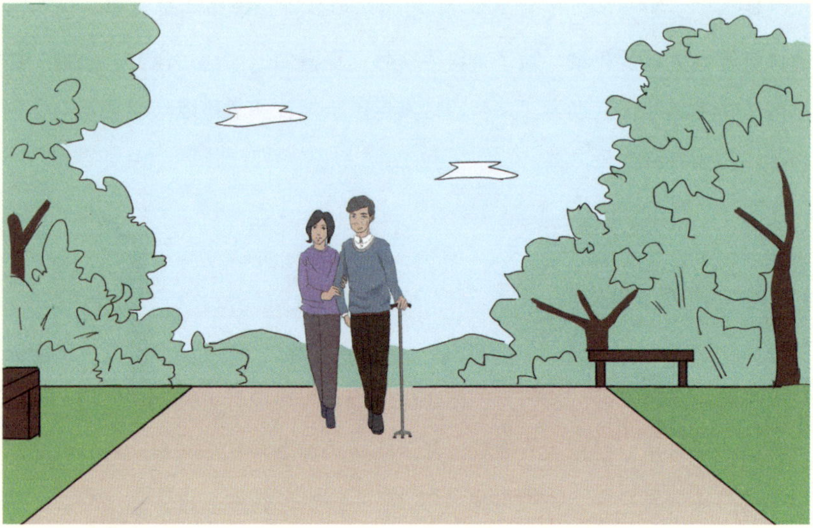

4. 学会适当的妥协

结婚之后你可能会发现，伴侣和你在很多方面都有着不同的看法，例如卧室该选什么样的床单，空调该调成什么温度，甚至进行性生活时应该做什么、该选什么品牌的安全套等都可能会存在意见分歧。此时，双方都要学会适当的妥协，折中处理是使夫妻关系保持长久的要诀。

5. 知道什么是最重要的

在性爱方面，每个人都有一些自己的习惯，例如有的人不愿意让对方碰自己身体的某个部位，有的人则喜欢说点脏话。对此，夫妻双方应加强沟通，知道哪些是性爱时的重点，可以满足彼此；哪些是禁忌，最好不要突破。

6. 承认会有摩擦

接受“一些婚姻问题将永远不会得到解决”这一事实十分重要。而同样重要的是，要保持良好的意愿和幽默的处事方式，这往往可以有效缓解夫妻间的不满和怨恨。

7. 看到伴侣的优点

对伴侣持积极态度，懂得欣赏和尊重伴侣，多赞美伴侣的优点，这有助于使你们保持和谐长久的性关系。

8. 善于自我反省

在长期、健康的两性关系中，夫妻很少会抱怨对方，出现问题时也会多在自己身上找原因。另外，夫妻双方还应该多想想自己能为更长久、更幸福的性生活做些什么。如果双方都只是期待对方做出改变，而自己却始终不付出努力，那么你们的性生活就会陷入困境。

9. 注重“小事”

美满的性生活需要坚持不懈地长期努力。通过一些小事传达爱意，能让夫妻变得更亲密。例如，出门前给爱人一个亲吻，天冷时给爱人送一杯热茶等都可以表达你对爱人的关心和在意。

06

在更年期找回“那些年”性爱的激情

“女人四十如虎”是指女性到了 40 岁时会迎来一个性欲高峰。但在现实生活中，更可能出现的是跟吴女士一样的例子。

吴女士是位大学教授，今年 48 岁，是最受学生欢迎的老师之一，目前正准备在事业上再冲刺一个高峰。而最近，她却常常在工作中因为一点小事就大发雷霆，回家也总想跟丈夫吵架，时常莫名出汗，吃不下，睡不好。

除了脾气暴躁，四五十岁的女性更会因为经历更年期而对性爱产生抗拒心理，从而导致性生活不和谐。

更年期不要“败性”，带你走出五大误区

无论男女，都会经历更年期。40~50 岁以后，随着身体老化，人的激素变化，心理和生理都会发生改变，这对性生活必然也会造成一定的影响。但是，对更年期男女来说，有一些我们普遍认知中的性误区需要及早了解。

1 绝经意味着性功能丧失

女性绝经后，随着卵巢功能的丧失，身体不再分泌雌激素，可能逐渐会出现阴道干涩、瘙痒和性交疼痛等现象。出现这些现象后，一些女性就会以为自己的性功能丧失了，于是拒绝进行性生活。

实际上，女用润滑剂是解决阴道干涩的最好方法之一。绝经后，女性不用再担心怀孕，反而能更轻松地享受性爱。

2 更年期要减少性生活

性爱频率要根据夫妻双方的身体状况和生活习惯来确定，最好顺其自然，不必因为更年期就特意减少性爱次数。刻意降低性生活频率不仅对双方的健康无益，反而会导致女性激素失调，加重更年期症状，甚至可能导致夫妻感情不和。

3 更年期性欲低是身体疲劳导致的

造成更年期性欲低的根本原因是身体激素水平的变化。女性卵巢功能丧失，其体内的雌激素也会随之减少，从而使女性性欲降低。同样，男性体内雄激素的减少，也可能会使其没有性欲。

专家指出，适当补充激素能帮助改善更年期症状，从而提升性欲，但需要在医生指导下使用。

4 男性“更年期”后应该“节欲保精”

中医房事养生主张“节欲保精”，但这并不是指要禁欲，而是要求夫妻适当进行性生活，以维持身体各项机能的平衡。刻意减少性爱并不能保精，反而可能影响身体健康。

5 更年期性生活不和谐很正常

对更年期男女来说，保持合理的作息，每周做 1~2 次有氧运动，进行性生活时适当使用润滑剂等性用品，增加前戏时间等都能帮助改善性生活。值得注意的是，如果因为性生活而影响到了夫妻感情，那就一定要及时咨询医生。

更年期，妻子没性欲怎么办

在不少中老年夫妻中存在这种情况：一方想过性生活，而另一方却没有欲望，结果双方成了“无性夫妻”，夫妻关系因此受到影响，情绪上也会低落、易怒。

妻子拒绝性爱的两个原因：

第一，更年期造成体内激素水平变化，性欲下降。女性更年期综合征多出现于 45~55 岁，一般会持续到绝经后 2~3 年。此时，女性出现的如阴道萎缩、干涩等状况，都会让女性不愿意过性生活。

第二，心理因素。当孩子逐渐长大离开家庭，家里只剩下夫妻两个人时，彼此之间可能会“相看两相厌”；在缺少有效沟通与亲密表达的情况下，妻子可能会产生“性爱没意思”“年纪大了不再需要性爱”的想法。

专家建议：

丈夫要帮妻子顺利度过更年期。首先，要在生活上多关心她，必要时还可以陪妻子去医院，让医生开些能减轻更年期不适的药物。

其次，生活中要和妻子多些亲密接触，拥抱、爱抚、为对方按摩等都能增加亲密度，让女性慢慢重新爱上性生活。

再次，当妻子拒绝性爱时，要多哄哄她，多说些甜言蜜语，千万不要冷言冷语。

最后，性交时可以使用润滑剂帮助妻子减轻阴道干涩等带来的不适，也可以适当选择一些情趣玩具以增加新鲜感。

女性应对更年期，健康生活最关键

女性的一生都离不开雌激素，女性成长、成熟、衰老等一系列过程都是由雌激素变化所引起的，其中，衰老便是雌激素减弱的反映。

1. 更年期四大标志

在更年期的早期，除了月经紊乱外，女性还可能出现下面 4 类不适症状：血管舒缩症状，表现为潮红、自汗；精神神经症状，表现为烦躁不安、急躁、愤怒、失眠等；泌尿生殖道萎缩，表现为老年性尿道炎、老年性阴道炎等；患骨质疏松症。

如果及时进行健康管理，可以避免出现这些症状。但如果没有进行有效的管理，那在绝经后期，心血管疾病便很可能会找上门来，同时，记忆力下降、骨折风险也会不断增加。

2. 补激素、健康生活是良方

治疗更年期需要标本兼治，不仅要补充激素、对症治疗，还需要健康的生活方式。

（1）激素补充治疗：激素补充治疗是防治更年期综合征的主要手段，根据医嘱补充激素，不仅有利于预防疾病，还能提高性生活质量。

（2）健康生活方式：健康的生活方式包括定期体检，每天适量运动，坚持低盐、低脂、优质蛋白饮食等。

男性更年期也会没性欲

女性有更年期，男性也一样有。50岁以后，大多数人都会经历更年期症状，如没性欲、易疲倦、记忆力下降、注意力不集中、阵发性潮热、爱出汗等。

男性更年期之所以会出现这些问题，主要是由于身体分泌雄激素的机能衰退，特别是睾酮的分泌减少，进而导致了一系列身心障碍。

更年期阶段，男性在性生活方面可能会面临很多困扰，主要包括三个方面：一是性欲降低，有时不能满足妻子的要求；二是出现勃起功能障碍，晨勃次数减少，因而担心自己得了大病；三是在进行性生活时感觉精力、体力不济，不再像年轻时那样生龙活虎，进行性生活后也会觉得疲惫不堪。

因更年期而出现性生活方面的问题，其实不必过于担心，调整心态积极面对即可。

首先，你要明白，更年期是正常的生理阶段，此时应放松心情、加强体育锻炼、增强体质、振奋精神、保持平和乐观的情绪、养成良好的生活习惯。

其次，爱人的理解和支持也很重要，平时与伴侣应多沟通；性交前多些爱抚、接吻等刺激；妻子要多鼓励和称赞丈夫；性爱中还可适当用些情趣用品，增加性爱的趣味性。

再次，在医生的指导下，可适当补充睾酮以改善整体健康状态和情绪、提高性欲、增加肌力和骨质密度。

最后，男性在更年期要注意保养身体，不能再像年轻时一样拼命工作，更不能熬夜、喝酒、吃过于油腻的食物；每年要定期体检，体检时尤其要检查前列腺、睾丸、雄激素等，一旦发现问题，要及时咨询医生。

男性应对更年期，快调整生活方式

在更年期期间，男性也会像女性一样，身体出现各种不适。下面，我们就从激素变化的角度，为男性应对更年期问题出谋划策。

与女性更年期时雌激素的骤然下降不同，在更年期，男性的雄激素是逐渐减少的。通常情况下，从 30 岁开始，男性体内的雄激素水平便会随年龄的增加每年递减约 1%。有些人可能不会感受到激素变化带来的不适，但年龄越大（大多数男性更年期在 40~50 岁以后开始），越可能出现以下问题：

（1）性功能减退，包括出现勃起功能障碍、睡眠时自发勃起次数减少、患不育症等，睾丸也可能会变小。

（2）睡眠问题，雄激素减少有时还会导致失眠或嗜睡等睡眠障碍。

（3）体质变差，比如，出现体内脂肪增加、肌肉变小、力量降低、骨密度下降、乳房肿胀或敏感、体毛脱落等现象，少数情况下还会出现潮热和乏力。

（4）情绪低落，如自信心下降，易悲伤、沮丧，出现注意力及记忆力减退的情况等。

如果出现了以上变化，应尽早就医，选择正确的方式应对。

1. 查找原因

首先要排除是否为药物、酒精或其他疾病所致。比如，某些药物的不良反应可能是男性出现勃起功能障碍等性功能问题的原因。

2. 调整生活方式

适当增加每天的运动量，可以选择慢跑、游泳，或者参加有竞技性质的各种球类运动。运动配合健康饮食，还能达到减重及控制腰围的目的。

3. 调整心理

男性沮丧抑郁不一定是由单纯的抑郁情绪甚至抑郁症所致，有可能只是因为到了更年期。心情抑郁时，男性如果借酒浇愁，那就只能是雪上加霜。相反，男性此时应注重交流。比如，与妻子多聊天，保持亲密关系，或寻求专业医师的帮助等。

4. 警惕补药

很多补药在防止雄激素水平下降方面的安全性尚未得到证实，有些甚至还潜藏着危险。此外，"雄激素替代疗法"目前也存有争议，比如，雄激素替代疗法可能会增加心脏病发作、患前列腺癌或出现其他健康问题的风险，所以应谨慎选择。

这些悄悄话，必须在脱光前说给你听……

很多人认为，性爱有助于伴侣双方达到最亲密的状态，事实上，很多爱侣虽然都曾共赴云雨，却并不了解对方的内心。也许，你竭尽全力给对方的，却不是对方想要的……

其实，无论是主动大胆的汉子，还是温柔娇羞的妹子，对于性爱这件事都有自己的渴望和想法。美国《大都会》杂志通过对6000对伴侣的调查，总结出了男女藏在心底的“性爱悄悄话”，下面，我们就一起来看看吧。

女性的性爱“悄悄话”

“我想要性爱，但有时会羞于迈出第一步。”

女性性欲启动并没有男性那么快，而且很多女性不会主动要求性爱。因此，男性可以通过一些方法帮助女性消除害羞心理，如给她一个深吻，或者将她拉近，用身体紧紧贴住她的下半身，然后暂停等。一旦女伴开始享受你的这些举动，她的欲望就会很快被激发起来，给你更热烈的回应。

“会做饭的男人最性感，我并不喜欢肌肉猛男。”

用心为另一半做饭，是在表达“她值得我为她付出时间”，这是调动女性性欲最有效的开关。饭菜不用太复杂，即使简单的沙拉也能给女性带来惊喜。而“肌肉男”则并非是女性的最爱，“肌肉男”在她们眼里也并不性感，你只要身材适中就足够了。

“我知道怎样获得快感。”

很多时候，男性在性爱时会自以为是地东摸西弄，但这并不能帮女性更快地获得快感，达到高潮。其实女性对自己的身体最为了解，也知道什么方式更能让自己舒服，只是她们不敢轻易说出口，怕伤害男人的自尊。

如果你很想知道女性的想法，不妨找个性爱以外的时间，例如两人靠在沙发上看喜剧的时候，和她就此做个探讨。

“我对自己的身体不自信，请多些赞美。”

许多女性喜欢在黑暗中做爱，其主要原因就是担心自己身体不够完美，不愿让对方看见自己的缺点。调查发现，即使和伴侣相处多年，女性还是会担心自己的吸引力不够，身材、皮肤，甚至身上的痣，都会让女性感到担忧。

男性不妨多多赞美伴侣的身体，“性感”“白皙”“皮肤嫩滑”“具有独特魅力”等都是很好用的词汇。

“与高潮相比，我更看重节奏。”

高潮的确很棒，但在女性看来并非必不可少。相反，高潮还可能给她们带来压力，甚至为此伪装。

女性其实更注重性爱节奏，从缓慢的前戏到节奏不断变化的插入，能让女性有更棒的体验。需要提醒的是，一味求快的活塞式运动会让女性感觉较差，而中低节奏则能给女性带来更棒的充盈感。

“性爱后想聊天并不代表我没得到满足。”

性交后，很多男性都会觉得累，想立即倒头大睡，而女性则想再温存一会儿。于是，很多男性便误解为伴侣没有得到满足。事实上，女性只是希望能继续有个拥抱和多一些温存。如果男性实在没力气聊天，只需把她搂在怀里就可以了。

“请你做好安全和卫生工作，这非常重要。”

很多男性觉得戴着安全套会影响自己获得快感，同时也会降低女性获得的快感。事实上，女性很欢迎男性使用安全套，而且那并不会破坏感受；相反，如果男性不戴套，没有生育需求的女性则会因担心怀孕而分神。

此外，清洁是性爱前最常规、最基础的准备活动。如果男性一身烟酒味，生殖器藏污纳垢，会让女性觉得没有受到尊重，并降低乃至丧失性欲。

“不要把前戏当成负担，希望你能享受。”

从生理上讲，男性是“视觉动物”，一看到女性的身体就会有反应；而女性则是“感觉动物”，缺少足够的前戏，其外阴就很难湿润，性交时也会因此而感到疼痛和不适。

“我并不太在意你那里的尺寸和性交时间。”

男性总是很在乎自己阴茎的尺寸，担心女性会嫌它“短”“不够坚硬”。事实上，多数女性都很满意伴侣那里的尺寸。

此外，男性也不用担心每次性交时射精太早会丢面子，因为女性获得快感并不完全取决于时间长短。更多时候，男性对力度和技巧的掌握比时间更重要。

男性的性爱“悄悄话”

“那些花哨但不舒适的内衣还是少穿为妙。”

高档蕾丝内衣的确很性感，但如果它们摸上去扎手，那就很难调动性欲了。激发男性性欲并不需要过多复杂的东西，舒适的棉质内衣，干净清爽的身体，甚至有点散乱的头发，都能很好地打动男人。

“我会担心自己的性能力，请你多赞美。”

对男性而言，性既是他们的强项，也是他们致命的弱点。在性方面，男性需要鼓励和安慰，千万别问他“到底怎么了”。进行性生活时，女性的沉默是男性的性欲大敌，而呻吟声和一句“你真棒”则能给男性带来绝佳的刺激。

“当我发出性邀请时，请你痛快给出回应。”

在性爱方面，男性其实更敏感，也更缺乏安全感。当男性向女性发出性爱暗示的时候，如果女性表情平淡或无动于衷，不给予任何喜欢或不喜欢的回应，那么男性必定会受到巨大的打击；如果女性当时的确不在状态，毫无“性趣”，不妨直接告诉他。

“我希望你能主动些，我愿意听从你的指挥。”

调查显示，约有 60% 的男性认为“总是由自己提出性要求，会降低他们对性生活的渴望”。女性偶尔可以主导一次性爱，例如喝一大口香槟，身体前倾，与他来个“香槟之吻”，随后再主动宽衣解带。

“我喜欢在早晨性爱，那时勃起更有力量。”

男性和女性的性欲是有时差的，而重合点恰恰就在清晨。经过一夜休息，清晨男性体力最好，身体各个器官的灵敏度也最高，性爱反应也最强烈。

“自慰是我的好朋友，即使结婚了也可能自慰。”

不要对自慰大惊小怪，对男性来说，自慰的目的往往直接而单一，多数只是为了自在、方便地发泄掉无法释放的性欲望，同时也满足自己无限的性幻想。男性自慰并不意味着夫妻感情变差。当然，多数男性也并不反对女性的自慰行为。

“不要企图用和别的男人调情的方式来引起我的注意。”

有时，女性觉得自己没有得到应有的重视，会通过与他人调情的方式来引起伴侣的注意，但这其实只会让男性变得更加恼火。在男性看来，那些当着自己丈夫或男友的面和别的男人眉来眼去的女人，心智都不成熟，而且控制欲也都很强。

“希望你激情时不要太淑女，可以有点野蛮。”

男性喜欢妻子激情时拽他的头发等行为。在进行性生活时，女性轻拽头发、咬出牙印等举动给男性传递的信息都是她真的在全身心地投入性爱。

“不要拿性要挟我！”

对大多数男性来说，性就像呼吸一样重要。女性也许会借此来获得自己想要的东西，或通过性爱来惩罚丈夫。但这会让男性觉得性爱是一种筹码，进而对你的欲望大减。

“请不要拒绝新花样，希望和我一起尝试。”

大多数男性都希望有特别的性爱刺激，体验不同的性爱方式。如果男性提出这类想法，女性不要大惊小怪、急于否定，不妨与他一起尝试一下。

PART 5

当性爱遇到这些事，一切都被搞砸了

01

一场完美的性爱体验，都被这种痛搞砸了

若问“世间最愉快的体验是什么”，“性爱”这个答案一定位居前列。但对很多女性来说，性在带来快感的同时，也可能伴随着难忍的疼痛。然而，在女性忍受疼痛的“折磨”时，不少男性却并不把它当回事，认为爱爱本来就会痛，或者认为疼痛可以激发性欲。这绝对是错的！其实，浪漫又刺激的性爱与疼痛完全“势不两立”！

“性爱疼痛”到底因何而起？怎样才能踢走这个专为性爱捣乱的小恶魔呢？下面，我们一起来看一下正确答案。

9 个原因，导致女性“性爱痛”

美国性研究机构公布的“性现状调查报告”指出，有近千万美国女性正在或曾经经历过性爱痛。下面我们来一起看看性爱疼痛背后的原因和“治愈”疼痛的建议吧。

原因	为什么？	专家建议
前戏太短	大多数女性在性交前都需要 30~45 分钟的“热身”	男性可以用亲吻、爱抚等动作帮助女性放松，做好性交准备
太快太深	阴道不是中空的，而是由肌肉组织紧紧包围着的，如果男性太粗暴，这些肌肉组织会“奋力抵抗”，产生痛感	最好让女性来决定速度和深度，毕竟她比你更懂自己
服用避孕药	避孕药会使体内激素发生变化，从而引发疼痛	停用避孕药，并通过药物调节激素水平，一般 6 个月内就可以治愈疼痛
私密处皮肤出现状况	冲洗阴道、剃除私处毛发、安全套过敏、用有刺激性的洗液、使用质量不合格的女性卫生用品，可能会引起接触性皮炎；穿纤维面料的内裤，也可能会让女性私处皮肤受伤	女性私处皮肤受伤，出现发红、瘙痒、疼痛时，最好立刻咨询医生
阴道感染	阴道炎会引起性交疼痛，而且在性交后的第二天，疼痛还会加剧	需要及时就医
吃错食物	一些食物含有草酸，对草酸过敏的女性可能会尿道发炎，从而引起疼痛	草酸含量高的食物包括：芹菜、咖啡、巧克力、菠菜和草莓等。降低摄入食物中的草酸含量，一般在 3~6 个月之后疼痛便会有所改善
润滑程度差	女性过了 40 岁，便会开始慢慢走向更年期，阴道润滑能力也会慢慢变差	感到阴道干涩不适的女性最好在性交时使用润滑剂，而且用量要多一些
阴道痉挛	阴道痉挛会引起骨盆肌肉抽搐，致使阴道紧闭。如果情况不是很严重，性爱仅会带来不适感；但严重时，男性阴茎甚至会无法进入阴道，试图进入阴道时便会造成剧烈的疼痛	应及时就医
其他病症	可能由尿道脱垂、子宫内膜异位症、间质性膀胱炎、肠易激综合征以及妇科癌症等引起	应及时咨询医生

男性也会出现“性爱痛”

其实，性爱痛并非女性的“专属”，不少男性表示他们偶尔也会性爱痛。男性在性交时为什么也会“痛”呢？男科专家做出了以下解答。

原因	为什么？	专家建议
包皮过长	男性如果包皮过长，又不注意卫生，就容易生殖器发炎，进而导致性交时出现疼痛感。还有一些男性有包茎的情况，长期不外露的阴茎头部，在性生活时也有可能会出现疼痛感	要保证私处洁净，包皮过长或包茎的男性可以到正规医院咨询男科医生，必要时做包皮手术
炎症	有一种性爱疼痛叫“射精痛”，它是伴随着射出精液的过程而出现的，多是由前列腺炎、精囊炎、尿道炎引起的	平时要注意相关炎症，一经发现应积极进行治疗
皮肤过敏	部分男性的阴茎会对避孕套过敏，从而引发皮炎，以至性爱时出现疼痛感	如果条件允许，可根据实际情况，选择其他合适有效的避孕措施

02 特殊时期，性爱千万要小心

孔子说“饮食男女”，人的本性不过食欲和性欲也。的确，性爱是生活中非常重要且美丽的片段，谁都不想轻易错过。从古希腊陶制品上男女性爱的画面，到中国明代的著作《金瓶梅》，无不诉说着性在生活中扮演的重要角色。

然而，虽说人人都需要性，但性也是有一定规矩的，不能胡来。对女性来说，月经期、怀孕期、产后期是最痛苦也是最重要的时期，如果这个时候来了性欲怎么办？是做还是不做呢？

经期想说“性爱”不容易

月经是女性“最好的朋友”，它来了，你身体不舒服；它不来，你心里犯嘀咕。每个月总有那么几天，女性要因月经而烦恼。那么，当遇到“经期忍不住想和另一半发生关系”或者“伴侣提出要进行性生活，可我正在经期”这类问题时，该怎么处理呢？

无论是从现代医学，还是从中医的角度来看，经期做爱都是有害无益的。

从生理上来说，血液是细菌最好的培养基，经期进行不洁性行为，会增加女性阴道感染的风险，影响以后生育；而月经分泌物进入男性尿道，也可能会引发男性尿道炎。

在妇科门诊经常会见到因进行经期不洁性行为而导致盆腔炎的病人，严重者有的会发展到盆腔脓肿的地步，有的甚至需要手术切除输卵管。这类病人都处于 20 到 40 岁的性活跃期，普遍有持续性发烧、下腹疼痛的症状，且之前都有过经期做爱的行为。而慢性盆腔炎已被证实是引起不孕的原因之一。中医也认为“妇人月事未绝而与之交合，令人生病”。

此外，经期女性子宫内膜的脱落与修复还没有完成，经期做爱时，由于盆腔和外阴都会充血，因此出血总量肯定会增加，生理上对女性有不利影响。而且，经期做爱还会引起经血逆流，增加患子宫内膜异位症的风险。

从心理上来说，做爱过程中受经血的影响，血迹或多或少会弄到床上和被单上，这又有多少性乐趣可言呢？

所以，为了你的身体健康，在经期最好还是转移一下注意力，等经期结束再与伴侣尽情释放你们的欲望吧。

孕期也能啪啪啪

不少人认为，怀孕期间做爱非常危险。担心男性动作幅度太大，会把宝宝弄伤；担心孕妇身体脆弱，做爱对其身体不好；担心女性高潮对胎儿不利；等等。然而，孕育宝宝需要 10 个月的时间，这么久的“空窗期”，对夫妻来说怎么能忍得了？

事实上，在遵守一定原则的情况下，孕期是完全可以进行性生活的。而且，孕期女性雌激素和孕激素水平都会提高，盆腔血流增多，身体敏感度也会比之前更高，因此性生活体验可能会优于平常。

怀孕期间的性生活分为三个阶段。

阶段	专家建议	原因
怀孕初期（第 1~12 周）	尽量避免性生活	此时，胎儿与母体的连接还不牢固，性爱等外界刺激容易诱发子宫收缩而导致流产
怀孕中期（第 13~28 周）	可适度进行性生活，但最好把频率控制在每周 2 次以内。性爱前丈夫要认真清洗生殖器，避免因性生活而诱发宫腔感染	此时已属于相对稳定时期
怀孕后期（第 29~40 周）	逐渐减少性生活	避免阴茎对子宫产生刺激；避免精液内的前列腺素导致子宫收缩而引起早产

孕期什么情况下不能做爱？

孕妇下体出血或性交疼痛，胎盘低置或前置，羊水已破，孕妇有早产史或习惯性流产史，孕妇腹部疼痛，子宫颈功能失常，任何一方患生殖器疱疹等。

孕期做爱会伤及腹中胎儿吗？

要分阶段来看。怀孕中期，已经是比较稳定的时期，且胎儿有子宫厚厚的黏液栓保护，可以说是在一个安全的“避风港”内，此时进行适度的性生活不会伤害或感染胎儿；但怀孕初期胚胎发育尚不稳定，激烈的性行为可能会造成流产；而怀孕后期，进行性爱时猛烈的撞击则可能导致早产。

孕期有什么方式可以替代做爱？

可以尝试通过爱抚、亲吻等方式帮助伴侣达到高潮，获得身心满足。这种类性行为更加安全，但严禁使用性玩具进行刺激。

孕期采取什么体位最安全？

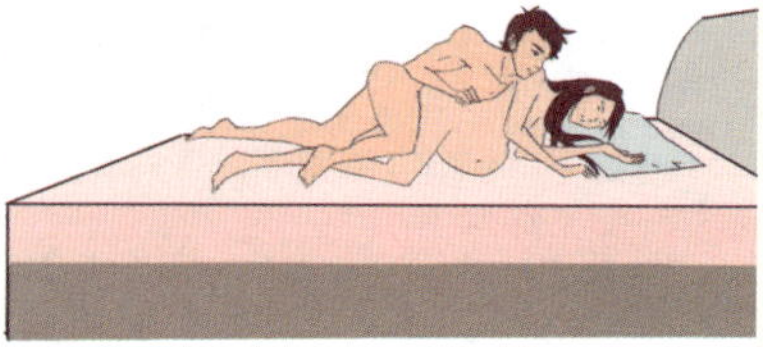

01 侧卧式

孕期最舒适、实用的性爱体位，可以避免夫妻肚皮碰肚皮，丈夫的身体也不会压迫到子宫。

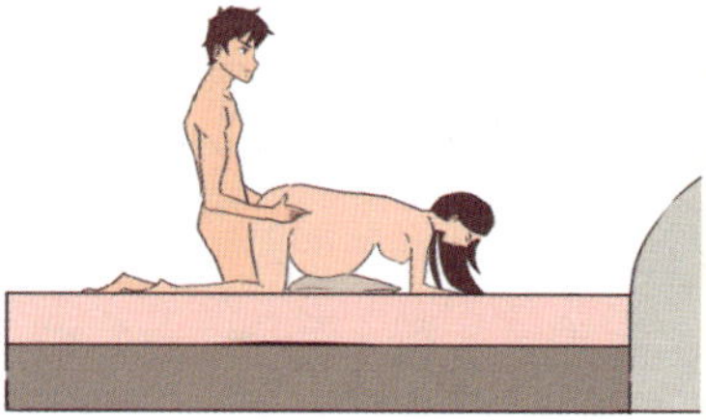

02 后入式

更容易刺激到敏感部位，不用频繁转换体位，女性可以舒适地支撑身体。

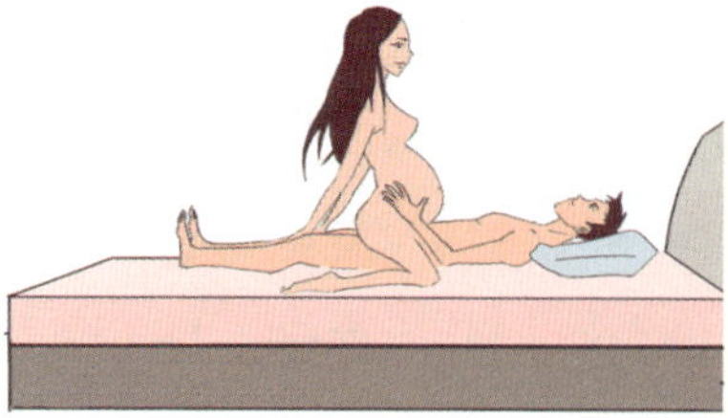

03 女上式

这个姿势很理想，能让女性在性生活中自如地控制深度和角度，也不会压迫到子宫。

产后“重启”性生活

生完孩子，女性长舒一口气，总算是完成了人生的一件大事。而且，怀胎十月，已经很久没有痛痛快快地来次性生活了，身体和心理都已迫不及待，但刚刚分娩后的身体，真的能够承受性爱吗？

妇科专家建议，产后 6 周之内不要有性生活。此阶段属于产褥期，子宫及内生殖道还没有恢复正常，性交容易引起感染，引发如阴道炎、子宫内膜炎、盆腔炎等疾病。另外，阴道壁黏膜此时较为脆弱，过早进行性生活容易造成疼痛、不规则出血，以及生殖道损伤，如会阴裂伤、阴道裂伤及宫颈撕裂等。

原则上，应在产后 6 周，经医生检查，确认生殖系统基本恢复正常、没有特殊情况后，才可以恢复性生活。如果是剖宫产，因为有手术伤口，必须在伤口愈合后才能进行性生活。

一份产后性爱说明书

无论顺产还是剖宫产，女性的阴道在产后都会发生变化，这时候女性可能会对性爱满意度产生怀疑，产生焦虑心理。其实，做好以下这些事情就足够了。

1. 产后性爱要提高自信心

产后性生活质量下降，30%~50% 是由心理因素引起的。

2. 丈夫要正确引导

丈夫要多体贴、配合妻子，动作应该尽量轻柔、适度，延长前戏的时间，多一些爱抚和沟通，打消妻子的心理障碍。夫妻双方还可以营造浪漫的气氛，提前把宝宝托付给家人。

3. 女性应注意休息

养育婴儿十分劳累，夫妻同房前应尽量养精蓄锐，这样才有足够的精力共赴爱河。

4. 控制性爱频率

产后恢复期，性生活尽量不要太频繁，以免引起私处不适。

5. 了解自己的身体变化，并适时做出改变

（1）产后阴道更容易干涩。进行性生活时，应大量使用润滑油或雌激素霜，以增加阴道润滑度，消除产后性爱的不适感。

（2）产后阴道会松弛。建议进行凯格尔练习，即臀部肌肉用力，收缩肛门，坚持 3~5 秒，每日 2~3 次，每次 100~200 下，坚持 3 个月以上，就可以改善阴道松弛状态，提高性生活质量。

（3）产后私处颜色加深。产后女性如果发现私处颜色出现变化，不要惊慌，这是产后激素水平变化导致的。一旦激素水平恢复稳定状态，私处颜色就可以恢复正常。当然，即使私处颜色无法恢复如初，也无关紧要，它不会带来任何健康危害。

（4）产后阴道出现异味。产后子宫会有大量的分泌物排出，这种情况会持续到产后6周至8周。如果异味太重，甚至影响到性欲，则最好去看妇科医生。如果妈妈哺乳，可能还会使阴道有阵发性的出血现象。

03

最佳“避孕方式排行榜”，选错了一秒变爸妈

如何在享受激情的同时，还能避免意外怀孕带来的麻烦，是贯穿人类历史的终极课题。

在古代，避孕的方式千奇百怪，让人大跌眼镜。埃及人把软体海洋生物沾满柠檬汁塞进下体，意外发现可以降低怀孕概率；有位名叫索拉努斯的医生，教大家下蹲避孕，让小蝌蚪随着地心引力流出体外；中国的青楼女子小剂量地服用水银、砒霜等毒药，毒死腹中胎儿……

现代人已经有了各种更安全靠谱的避孕方式，可一旦你用错方法，很可能就一秒变爸妈。下面，我们就来看看如何科学、合理地避孕，让你放心大胆爱。

避孕方式排行榜

体外射精

靠谱指数：★

体外射精避孕失败率高达 15%~28%，因为男性射精前，可能有少量精液已经进入女性阴道内，此部分精液精子浓度较高，容易使女性受孕。

体外射精还容易造成男性性功能障碍。男性从勃起到射精是一个较为自然的过程，而体外射精要求男性在接近高潮时戛然而止，可能导致男性参与性生活的中枢神经和腰骶部射精中枢调控功能产生障碍，甚至在今后导致男性不射精或勃起困难。

安全期避孕

靠谱指数：★

安全期避孕是指在排卵期采用工具避孕，而在其他日子不采用任何避孕方法。安全期避孕的失败率非常高，可达 14.4%~47%。因为月经周期会受饮食、情绪、环境等因素影响，排卵时间也会发生波动，甚至出现额外排卵的情况，所以安全期避孕的方法并不可靠。

紧急避孕药

靠谱指数：★★

紧急避孕药在性生活后 72 小时内服用有效，但失败率仍高达 10%~20%，且服用紧急避孕药非常容易带来月经不调等不良反应，因此只能作为避孕失败的补救措施。

一般来说，内分泌疾病患者、妇科肿瘤患者、月经稀少者、年龄在 35 岁以上且吸烟的女性等都不宜服用紧急避孕药。

女性服药后可能会出现恶心、呕吐、不规则子宫出血、月经改变等情况，有时还会有乳房胀痛、头晕等现象，但这些情况，一般在 24 小时内可得到缓解。特别要注意的是，紧急避孕药不能长期服用，否则对身体伤害较大。

短效避孕药

靠谱指数：★★★

尽管每天吃药有点麻烦，但是避孕失败更麻烦。短效口服避孕药适用于无基础性疾病和糖尿病的女性。

短效避孕药的优点在于灵活，如果想怀孕，停药后很快便可妊娠。短效避孕药主要的不良反应有恶心、呕吐、月经提前或延迟、乳房胀痛等。但这些症状一般都比较轻微，与食物同服或睡前服用可以降低不良反应发生率。

安全套

靠谱指数：★★★★

使用安全套是最为常见的有效避孕方式，失败的人往往是因为使用方法不当。

使用安全套时，应当小心地撕开独立、密封的包装，避免使用剪刀等利器或用牙齿咬。然后，用手指挤出安全套前端的空气，套在勃起的阴茎上。正确使用安全套，不仅能有效防止怀孕，还能避免性传播疾病的感染，让你放心性爱。

宫内节育器

靠谱指数：★★★★

对于没有生育计划的女性，可以放置宫内节育器，其避孕成功率高达98%~99.8%。但若是因宫内节育器在体内而使得月经量增多、腰痛，甚至患盆腔炎等病症，则最好考虑其他避孕方法。

绝育手术

靠谱指数：★★★★★

绝育手术，即输卵管结扎、输精管结扎。这两项手术几乎是百分百避孕，但以后再想怀孕，还得重新去医院实施输卵管复通术或输精管复通术，因此适合绝育态度较坚决的夫妻。

5 个时刻最该避孕

1. 饮酒后

酒精对精子和卵子都有一定的伤害作用，特别是醉酒后受孕，会增加胎儿发育迟缓、畸形和智力低下的风险。所以，如果想要孩子，建议前 3 个月便停止饮酒，为备孕做好准备。同时，酒后如果进行性生活，一定要采取安全的避孕措施。

2. 哺乳期

哺乳期内的女性，子宫和卵巢正处于“休整期”，这个时候怀孕不利于身体恢复。需要注意，此时即使不来月经，身体也会排卵，如果不避孕可能会再次怀孕。

3. 新婚夜

结婚期间，夫妻二人既要操办婚礼又要忙于应酬，身心俱疲，这个时期怀孕，宝宝的健康不好保证。所以，新婚之夜夫妻最好避孕，等双方在心理和生理上都做好准备后，再要孩子。

4. 服药期

有些药物如激素、抗生素、止吐药、有解热镇痛作用的阿司匹林等，都可能对生殖细胞产生不良影响。安眠药、安定等药物则会影响脑垂体分泌性激素，影响性欲，也不利于怀孕。因此，在服用这些药物期间要尽量做好避孕措施。

5. 旅途中

旅途中生活起居往往没有规律，营养不均衡，睡眠也不足，再加上精神兴奋、旅途颠簸，会影响受精卵的质量，甚至可能会导致流产或先兆流产发生。因此，蜜月旅行亦非怀孕的好时机。

避孕药不只和啪啪啪有关

很多人对避孕药都知之甚少，有的女性还觉得避孕药对身体伤害大，避孕药仅能用来避孕。如果你还有这么老套的想法，那就错了！

目前，世界上约有1亿女性正在使用短效口服避孕药，但在中国，口服避孕药却一直未得到大规模使用。数据显示，我国女性中，有23%担心口服避孕药会影响生育，有63%担心口服避孕药有各种各样的不良反应，如发胖、影响生育、有害健康等。在我国育龄女性中，65%的人认为安全套可靠性最高，其次是宫内节育器，再次是体外射精，第四才是口服避孕药。在国外，口服避孕药却是女性公认最安全、最科学的避孕方式，欧美国家口服避孕药的利用率在30%~40%，而我国只有2%。

口服避孕药是目前市场上审查最为严格的药物之一。它给人带来的负面影响微乎其微，相反，它还有很多意想不到的好处。

1. 增强性欲

国外研究者在调查了女性服用口服避孕药的情况后发现：避孕药中雌激素含量越多，处于低忠诚度关系中的女性性生活会越活跃；避孕药中孕激素含量越多，忠诚于伴侣的女性性生活频率越高。

另一项对760名服用口服避孕药的女性进行的研究发现，服用口服避孕药6~12个月的女性比服用口服避孕药不到6个月的女性性欲更强。

根据这些调查，我们可以得出一个结论：口服避孕药有增强性欲的作用。

2. 使皮肤更加光洁

目前新一代口服避孕药所含的孕激素具有高选择性，服用这类避孕药不仅有利于体脂代谢，还能帮助减重。

长期服用口服避孕药还有助调节年轻女性体内的激素水平，彻底改善皮肤状况。据统计，长期服用口服避孕药 6 个月后，约 90% 女性的皮肤都得到了很大改善。

由于一些避孕药中的孕激素会产生伪睾丸激素的效应，因此在服用避孕药前期，痘痘可能会来一次“大爆发”。但在短暂性的“恶化”之后，皮肤状况会逐渐得到改善。

3. 减轻经期综合征

口服避孕药可以改善包括头痛、情绪改变、乳胀、腹胀和水肿在内的月经期症状。这些症状主要由月经周期中雌二醇和孕酮水平的变化造成，服用口服避孕药的女性，由于其排卵被抑制，在整个月经周期中激素都会处于稳定的低水平，神经递质和前列腺素水平也会降低，可减少或避免上述月经期症状的发生。

4. 治疗子宫内膜异位症

子宫内膜异位症指子宫内膜组织出现在子宫腔以外的部位，异位内膜组织会随卵巢激素的变化而导致周期性出血，并伴有周围纤维组织增生和粘连。

暂无生育需求的轻度子宫内膜异位症患者，连续周期性服用口服避孕药不但可抑制排卵，起到避孕作用，还可以使子宫内膜和异位内膜萎缩，缓解痛经和减少月经量。

5. 降低癌症发病率

有研究显示，长期服用口服避孕药的女性与从未服用过口服避孕药的女性相比，总体患癌风险更低。

有些人担心长期服用口服避孕药会影响女性生育能力，事实上，目前各项研究均表明，口服避孕药是一种灵活的避孕方式。停药以后女性便可恢复生育能力，目前也没有发现口服避孕药会对下一代产生不良影响，其胎儿的畸变率、女性自身的流产率和不服药的女性相比并无明显差别。

不过，还没有足够多的研究能证实长期服药对胎儿无远期影响，所以为了以防万一，女性最好停药半年，使母体有充足的时间消除激素的干扰，并使自己的生理功能得到恢复后再怀孕。

这 10 个错误，让你一秒变爸妈

安全套是世界上最伟大的发明之一，它能让你义无反顾、全身心地享受和爱侣的肌肤之亲。但是，再伟大的发明也不是完美的。每盒套套的说明书都清楚地告诉了你，“亲爱的，我们只能提供 99% 的安全，剩下的 1% 还得靠你和你的运气”。

一份由世界卫生组织公布的调查显示，全世界每年有 2600 万 ~ 5500 万没有做好当妈妈准备的女性进行人工流产。更可怕的是，每年有数以亿计的人因性爱感染某种性病。而这些，都跟不使用安全套或者错误使用安全套有关。

下面是根据调查与研究总结出的 10 个最容易让人中招的安全套使用误区，赶紧来对照自查一下吧。

1 使用前就把安全套展开

绝大多数安全套都呈环状，使用时应先将其套在勃起的阴茎上再慢慢展开。有些人使用时会先用手展开安全套，这会使其出现多余皱褶，戴起来会更困难，且易滑落。

2 戴套太晚或太早

接近半数的人都觉得只要阴茎不进入女性的身体就是安全的，因此，他们会先与伴侣进行“亲密”的接触，等到进行实质性爱，甚至想射精时才使用安全套。这是十分危险的，因为在此之前可能已经有部分精子进入了女性体内。还有一些人习惯于早早戴上安全套却迟迟不进入女性的身体，这会使安全套表面变干燥从而不易进入。

使用安全套最好的时间是在双方经过互相爱抚，兴奋程度提高、阴茎准备进入时。

3 没有把安全套前端的空气排空

安全套顶端的储精囊会存留空气，如果戴套前不将其排空，使用时便很容易导致安全套破裂，还可能造成储精囊空间不够。正确的做法是，延展安全套前用手指轻轻捏除里面的空气。

4 安全套太小或太大

安全套也有型号，采用过小或过大的安全套，不仅会影响性快感，还可能会影响男性的勃起功能，安全套在做爱时也易发生破裂或脱落。建议在选购安全套前先简单测量一下，再根据做爱时的感受判断其型号是否合适，是否需要调整。

5 用错了正反面

激情时刻，人们很容易忽略安全套的正反面，结果往往会导致佩戴时不舒服，爱爱时容易滑落。一些安全套有区分正反的标志，只要稍加留意就能避免戴错。

6 越薄越能延长时间

目前，具有超薄、浮点、香味等特点的安全套越来越受欢迎。但对于射精较快、上了年纪的男性来说，应该用厚一些的安全套，这样更有利于延长性交时间。

7 用牙齿撕开安全套包装

有些人喜欢用牙齿撕开安全套包装，觉得这样充满挑逗性，但这也容易导致乳胶破裂，使安全套表面出现缝隙。此外，还要避免用指甲或其他尖锐的工具打开安全套包装。

8 用错了润滑剂

安全套配合润滑剂使用会更加舒适，但使用油性基质的润滑剂会使乳胶降解，降低安全套的强度。应选择有润滑功效的安全套或使用水溶性润滑剂。

9 阴茎撤出时间不当

约有 31% 的男性和 27% 的女性承认使用安全套却还是怀孕的原因是男性阴茎撤出时间太迟。男性在阴茎完全疲软后再撤出，容易使安全套脱落在女性的阴道里，避孕也就无从谈起了。

10 错误存放安全套

安全套也有保质期和存放条件，如果把它放在过热的环境中，如阳光直晒的地方、车里等，都会降低安全套的使用寿命。所以，要把安全套放在干燥、避光、私密的地方。

选对适合你的套套

经常有男性抱怨戴安全套的感受不好，戴着不舒服，还容易掉。其实发生这些事的主要原因是你没有选对适合自己的套套。如何选对适合自己、用着舒服的套套呢？不妨从以下三个方面着手。

1. 型号

安全套有大、中、小三个型号，一般中号使用比较普遍。男性可以用细线绕充分勃起后的阴茎中部一圈，然后测量线的长度，即可得到阴茎周长，然后再除以 3.14，就是阴茎的直径。根据这个计算结果，你就可以去购买尺寸合适的安全套了。

2. 薄厚

安全套主要有超薄、薄型和普通三种，厚度每下降 0.01 毫米，男性的舒适度会提升 20%。

3. 纹路

带螺纹、浮点的安全套有助于增强对女性的刺激，女性可以根据需求选择性购买。而一些带有香味和颜色的安全套，虽有助于增加情趣，但其添加物也容易引起过敏，因此使用时需注意身体的感受，如果出现瘙痒、水肿等问题，要及时停用。

04

几分钟才算“快枪手”？别私自为你的性功能下诊断

听说，爱一个人的眼神，是世上最藏不住的。其实，还有一件藏不住的事——“早泄”。

早泄不仅藏不住，还不受控制。而且，一个人的早泄，往往是两个人的尴尬，还可能会影响两个人的感情。

刚有点感觉就射了，我都不好意思跟他说，每次刚进去就软了，自慰都比和他做舒服……也许，这是很多“早泄男”伴侣们的吐槽。

如果你在搜索引擎中输入“早泄”这一关键词，会出现超过千万条结果，这也从侧面说明了被早泄困扰的男性数量之多。有数据显示，中国男性的早泄发病率为 28.7%。可以说，早泄，简直是男性的天敌。下面，我们就来看看关于早泄那些事儿。

一图测出你是否早泄

在欧美国家，医生一般会使用问卷来帮助诊断是否为早泄，但在中国，此方法还没有得到广泛使用。不过，男科专家也编制了一份适合中国男性的标准量表，男性都可以来测一测。

请根据半年内的性生活情况，阅读以下 5 个问题，选出最相符的一个选项并计算总分。

问题	回答				
1. 性交时想延迟射精有多大困难?	没有困难	有点难	中等难度	非常困难	完全无法延迟
	□ 0	□ 1	□ 2	□ 3	□ 4
2. 射精发生在想射精前的概率?	(几乎)没有(0%)	不经常(25%)	约五成(50%)	多数时间(75%)	总是 / 几乎一直(100%)
	□ 0	□ 1	□ 2	□ 3	□ 4
3. 是否受到很小的刺激就会射精?	(几乎)没有(0%)	不经常(25%)	约五成(50%)	多数时间(75%)	总是 / 几乎一直(100%)
	□ 0	□ 1	□ 2	□ 3	□ 4
4. 是否对过早射精感到沮丧?	完全没有	有点	一般	很	非常
	□ 0	□ 1	□ 2	□ 3	□ 4
5. 是否担心你的射精时间会让伴侣不满意?	完全没有	有点	一般	很	非常
	□ 0	□ 1	□ 2	□ 3	□ 4

如果你的总分≥ 11，说明存在早泄问题；如果总分在 9~10 之间，说明可能存在早泄问题；如果总分≤ 8，说明不存在早泄问题。

射精快，未必是早泄

尽管流行病学研究表明，早泄患病率在30%左右，但约有75%的男性感觉自己的射精控制能力差，其实，这其中很大一部分人都是“假性早泄”。

早泄是指在性爱过程中，男性勃起的阴茎在尚未进入女方阴道之前，或在进入过程中，或在刚刚进入后不久（不足一分钟），便发生射精的情况。这种情况通常发生在男性的主观意愿之前，往往使男性感到缺乏或没有控制射精的能力，并对此感到焦虑、不安。此外，这种情况必须持续或反复存在3个月以上才能被诊断为早泄。

一般来说，在新婚、分居一段时间后、工作压力大或身体疲劳时，发生的此类情况多是假象，是暂时性的。因为新婚男性多半没什么性经验，性生活的各个环节也没有达到充分的协调，熟练程度也较低。但新婚之夜，精神又处于高度兴奋状态，性器官内聚积了相当数量的精液，当遇到强烈性刺激时，自然就会迫不及待地射精。同样地，夫妻长期两地分居，或工作压力大等情况，会使性生活不规律，产生类似新婚的效应而出现假性早泄。

除生理原因之外，导致假性早泄的心理原因也有很多，比如婚前同居、住处私密性差、担心怀孕、心情紧张、身体疲劳、工作压力大导致焦虑不安、女方过于强势等。

进行性生活时，男性偶尔出现射精快的现象其实很正常，不能因此而武断地认为这是早泄。

小贴士

爱爱时，当勃起不“完美”或者出现早泄时，有的男性便会认为自己“不行”了，并因此而感到焦虑不安，甚至拒绝与伴侣亲热。

但实际上，一次不行并不代表就“有问题”，再好的性生活也可能存在小瑕疵，男性偶尔出现问题很正常，睡眠不足、心理压力、身体不适都可能导致勃起方面的问题，适当放松心情、及时调整状态，基本能够解决暂时的“早泄”问题。当然，必要时还要和伴侣沟通并咨询医生。

3 个动作，拒做“快枪手”

每天早晨在床上练练“一甩二缩三飞燕”，这 3 个动作能逐渐增强男性对射精的控制能力。

一甩

仰卧、收膝、分腿，有节奏地快速抬臀，注意巧妙用力以便使阴茎可以甩动起来，最好能够使阴茎鞭打腹壁发出“啪啪”的声响，每天可重复做 100~200 次。

除此之外还可以做几十次仰卧起坐（两手不必放在头后，上身也不必完全坐起，达到收缩腹肌的目的即可）。

二缩

缩肛提肛锻炼，即 PC 肌的训练，最好每天完成 200 次。PC 肌又称“爱肌”，是一种悬带状肌肉，附着于人的耻骨和尾骨上，属于骨盆表面肌系统的重要结构之一。PC 肌练习可以增强勃起力度和血流量，能帮助提高性快感和性控制能力。

三飞燕

采取俯卧位，两臂伸直分开，同时抬高上身和双腿，像燕子一样飞起来。这样做，一可以防治颈椎病，特别适合整天坐在计算机前的年轻人；二可以强壮腰背肌肉。这个动作可以全面提升肌肉水平，有助保持性活动的持久力。

05
有性瘾的人长啥样?

性爱，本是对人类最美好的情感进行抒发的一种方式。然而有一部分人，却对性事异常感兴趣。像嗜酒者离不开酒杯、好赌者离不开赌场一样，他们恨不能终日沉湎于床笫之欢，不能自拔，甚至为了贪图一时之乐，耽误工作、抛弃家庭。这就是心理学中的性瘾症。

心理学专家为“性瘾”划分了等级。第一级：行为没有侵害到他人，例如手淫，可以得到社会容忍。第二级：进行一些侵犯他人的性活动，如当着异性的面暴露生殖器官，或偷看异性的私密部位等。第三级：做出犯罪行为，如强奸、对儿童进行性侵犯等。

别觉得这基本不可能发生，美国《财富》杂志调查显示，全美有3%~6%的人是性瘾患者。下面，我们就来看看性瘾究竟是什么，以及应如何科学地对待性瘾。

性瘾，可能是一种心理问题

在普通人眼里，纵欲无度就是好色、没道德、没自制力的表现；在性学家看来，狂热追求性爱从某种意义上却代表着人性的自由解放；然而，当你对性的追求超过了一定的限度，则可能代表着你的身体或心理出现了问题。

美国精神科专家帕特里克·卡恩斯博士在《走出阴影：了解性瘾》一书中提出了“性成瘾”的概念，认为这可能是一种心理问题。他认为“性成瘾”的人无法控制自己的性渴求，需要不停地通过自慰，窥视、骚扰、挑逗他人，让他人自愿或被迫与自己发生性关系等方式获得满足感。一旦性冲动得不到满足，他们就会焦虑不安。

2001 年，美国性学家、知名医生桑德拉·雷拉姆首次将“性成瘾”称为持续性生殖器唤起紊乱（简称 PGAD），并将其定义为“没有任何欲望的生殖器充血的感觉”。这种冲动不同于一般的性冲动，因为它并不是由欲望引起的，也无法给人带来任何身心上的愉悦感。而在心理学上，性瘾的学名是“性冲动控制障碍”，指个体出现强烈的、被迫的、连续成周期的性冲动行为。对性瘾患者来说，性欲望带来的痛苦远远大于快乐，甚至还可能完全摧毁生活。

男性滥交毁家庭

2009 年 11 月 28 日，美国著名高尔夫球手“老虎”伍兹在发生一次意外车祸后，短短几周内，被《国家询问者》《美国周刊》等媒体接连爆出了其与多达十几位情妇有染。

一向以“家庭美满”示人的他，掀起了一场轰动舆论的“偷腥门”桃色事件。部分公众及医生认定其为性瘾患者，伍兹本人也自愿到专业心理机构接受相关治疗。

专家分析：

事业有成、有权有势的男性特别容易出现滥交的情况。一方面，他们承受着较大的压力，希望通过刺激的性生活得到宣泄；另一方面，他们的周围充满了崇拜者，因此也容易形成性格张扬、为所欲为的行事作风，很少顾虑后果。

这类男性要想摆脱性瘾困扰，关键是要重新构建亲密关系。当然，这并不是说要他们禁欲、完全不过性生活，而是指要他们回到健康稳定的性生活模式。

接受专业的心理治疗，必要时可在医生的指导下使用药物。

另外，要更看重亲情的力量，妻子可在丈夫治疗最难熬的阶段，与其重新建立和谐的亲情关系，并陪在他身边。

女性放纵最伤身

在关于性瘾问题的咨询者中，也不乏女性。

英国伦敦的一名房产经纪人艾米便是性瘾患者，她的身体特别敏感，随时都能感受到自己强烈的性冲动。到目前为止，她已经和上千名情人发生过性关系。

专家分析：

与男性一样，女性患“性瘾”也可能是由身体和心理两方面的因素造成的。

身体方面，可能由于患内分泌疾病，如肾上腺肿瘤、垂体肿瘤等，导致性激素分泌紊乱；同时，生殖器官发育异常，如阴道肥大也很容易导致性唤起。

心理方面，如果受到不良示范，或当感情受到重创，出现自暴自弃的想法时，也可能会通过性的方式达到内心满足。

当女性出现此类问题时往往会羞于表达和求助，所以，要提醒大家，出现问题要及时到正规医院就诊，找到问题的根源，对症下药。千万不要碍于面子而刻意隐瞒病情。

过度自慰易焦虑

18 岁的小李正值花季，却满脸焦虑。在心理医生的追问下，他终于说出了埋在心里 6 年的秘密。

原来从 12 岁开始，他就慢慢地有了自慰行为，且对自己的行为既着迷又紧张。身体刺激带来的强烈快感让他成天魂不守舍，想要摆脱，却又控制不住自己。上高中后，自慰带来的心理压力越来越大，他也常常因此而自责。“我是不是得了性瘾？”小李焦急地问。

专家分析：

其实，对“性成瘾”的诊断目前尚存在争议，“性成瘾”也并未被纳入精神疾病诊断标准中。适当的自慰是一种正常的行为，在处于生长发育期的青少年中很常见，并不会对健康造成危害。但过于频繁的自慰则是一种不良习惯，需要正确的心理疏导。

首先，要纠正“手淫伤元气”等错误观念，消除心理压力。

其次，要尽早发现问题，将不当行为扼杀在萌芽状态，缓解焦虑，避免愈演愈烈。

最后，要注意私处清洁卫生，少穿紧身衣裤，减少对生殖器的摩擦和刺激。

网络色情误前程

30岁出头的刘先生结婚好几年了，夫妻感情挺好，他也有非常不错的工作。但刘先生有个让自己“羞愧难当”的嗜好：每天要上一百多个色情网站，面对淫亵的图片、大胆的影片，他觉得非常满足。

专家分析：

网络的匿名、便利和隐蔽性，使很多人，特别是性格内向胆小的人极易沉溺于虚拟的网上性爱。如今患“网络性瘾”的人的年龄层在逐渐下降。而想要摆脱网络色情，就必须科学合理上网，丰富自己的生活。

（1）要摆脱对网络的依赖，给自己规定每天上网的时间，并请家人进行监督。

（2）加强运动并增加娱乐方式，可以进行跑步、打球等运动，还可积极参与阅读、唱歌、跳舞等娱乐活动。

06
“性冷淡”的我，真的还有救吗？

性冷淡，在医学上被称为性欲低下，是指持续或反复地对性不感兴趣，缺乏对性活动的主观愿望，包括缺乏性梦和性幻想等，缺乏参与性活动的意识。

性冷淡不是女性的专利，男女都可能出现这方面的问题，而女性出现这方面的问题则常与男性性功能有直接关系。西方有句谚语说：“没有性冷淡的女性，只有蹩脚的情人。”

女性性冷淡的原因

女性性冷淡多与性生活不和谐有关。如果女性在性生活中没有充分享受到性爱的快乐，性生活质量不高，就容易丧失“性趣”，性欲下降。

以下是女性性冷淡的一些常见原因。

1. 有洁癖

一些女性因为过分爱干净，不愿意让对方碰自己的私密部位。这会影响女性在性爱中获得快感，同时，这类女性还往往喜欢过分清洁私处，前边讲过，对阴道的过度清洁会破坏阴道环境，甚至可能引发妇科疾病，而这又会加重其对性爱的反感。

2. 过度减肥

长期节食减肥会直接影响女性的性欲。研究发现，吃得太少，可能会导致女性食欲紊乱，这也会直接影响她们的性欲望，甚至性能力。

3. 吸烟

烟草中的尼古丁会引起动脉收缩，使流向阴道的血液流量减少，给性唤起和达到性高潮造成障碍。

4. 日常运动强度太大

过量、密集的锻炼计划会使人精疲力竭，无力进行性生活。研究发现，在性爱前三小时内，进行游泳、网球等强度较大的运动，可能会影响获得性快感。

5. 消极心理

对性生活怀有消极心理，经常说自己不喜欢性爱，这样也会影响性爱质量。同时，女性在儿童期或青春期有过不良的性经历，也会使她们的性欲明显降低。

另外，如果女生在青春期发育时没有接受良好、正确的性教育，被灌输了认为性的本质非常肮脏丑恶的观念，也会从内心对性产生排斥感，有成为性冷淡的可能。

6. 缺乏性知识

如果夫妻不懂得男女的生理和心理特点，忽略了性生活前的准备工作，并因此而让妻子在性生活中体验不到性快感和性高潮，这样时间久了也会引起女性性冷淡。

7. 慢性疾病

有些女性呈现出的性冷淡是病态的性冷淡。几乎所有的慢性病都有可能导致性冷淡，因为这些疾病会影响神经和内分泌系统，从而降低女性血液中的性激素水平，使女性性欲下降。如果是此类情况，应针对原发疾病进行积极的治疗。

8. 情感受挫

有些女性有过一些曲折的经历，如在感情上屡受打击，或曾被男人伤害，在她们看来，“男人都是用下半身思考的动物”“他跟我在一起只是为了性”，这类女性往往会以拒绝的态度来检验男性对自己是否忠诚。

小贴士

英国性学家研究发现，女性的性欲和罩杯一样，也可以分为不同等级。

A 级（agitation，激动型）：性欲强烈，主动索求。这类女性身体健壮、性欲旺盛，大多胸部丰满、臀部圆润。她们会主动索取性爱，享受性乐趣。从年龄上看，30 岁以上的已婚女性多属此类。

B 级（bomb，猛暴型）：平时很安静，但性欲被点燃时却十分狂野。这类女性大多非常内敛，平时很理智，但与爱人在一起时，她们能彻底放松，展露出性感的一面，浑然忘我，尽情享受性爱。多数女性都属于这一类型。

C 级（cool，冷漠型）：认为性爱可有可无，对性爱并不热情。这类女性性需求很小，性欲较弱，这一类人中多数人偏爱安静。

D 级（disgust，厌恶型）：排斥或者拒绝性爱。这是性冷淡的表现，多是因为心理或生理上的障碍造成的。女性性冷淡的发生率约为 30%，如果有这种情况，一定要及时治疗。

男性性冷淡的原因

随着现代工作、生活节奏的加快和压力的增加，有越来越多的男性出现了性冷淡的情况。而性冷淡也是男性患性功能障碍的常见表现之一。据估计，目前中国约有 15% 的成年男性受此问题困扰。

造成男性性欲低下的原因非常复杂，主要可以分成以下几种。

1. 心理压力大

现代生活节奏快、竞争激烈、工作压力大、人际关系复杂，这些都会给成年男性造成极重的心理压力，尤其会让一些心理素质较为脆弱的人产生焦虑和压抑的情绪。这些情绪不仅会使人反复处于心理紊乱的状态中，还会干扰其大脑皮层，从而导致性欲低下。

对于这类患者，家人特别是妻子应在治疗中起到积极的作用，要给予爱人更多精神上的关心。

2. 雄激素水平低下

雄激素不仅能维持男性的生精功能、第二性征，还能提高男性大脑皮层性中枢的兴奋性，激发性欲，产生性反应。雄激素水平低下，可直接导致男性性欲低下，有时还会使男性产生勃起功能障碍等。

针对这类患者，不仅需要进行相应的性激素测定，必要时还应予以雄激素补充替代治疗，只有这样才能让患者恢复正常的性生活。

3. 慢性疾病

慢性肝炎、肝硬化、糖尿病、慢性肾功能不全等疾病，都会导致男性性功能低下。

针对此类患者，不仅要对原发疾病积极治疗，同时也要关注男性的雄激素水平，必要时使用雄激素补充替代治疗，可有效改善患者的性功能障碍。

4. 药物

有多种药物都可能造成男性性欲低下，如抗精神病药物、降压药（利血平、普萘诺尔等）、激素类药物（雌激素、抗雄激素药）等。必要时可与相关专科医师沟通，调整药物的种类和剂量。

5. 个人生活习惯

长期酗酒，会导致慢性肝中毒，使血液中的雌激素水平升高，雄激素水平降低，从而导致性欲低下。此外，睡眠不足、营养不良等，也可能导致性欲低下。改善不良生活习惯后，便能有所改善。

别让这些坏习惯悄悄“偷走”你的性欲

晚上躺在爱人身边，许多人会觉得毫无“性趣”，甚至出现性冷淡的情况。有人将此归咎于年龄增长，有人认为是因为伴侣没了吸引力，但很少会有人想到，这可能是以下这些坏习惯在捣乱。

1. 半夜不睡觉

美国芝加哥大学社会学教授劳曼认为，熬夜让很多年轻人变得“性早衰”。对男性而言，睡得太晚会影响阴茎的勃起功能，降低性欲。对女性而言，睡得太晚会让她们皮肤、身材变差，性自信降低。

2. 晚饭吃太饱

法国性学家发现，进行性生活前吃大餐会降低性爱质量。因为吃得太饱会让人有昏昏欲睡的感觉，且大量血液进入胃肠帮助消化食物，身体其他部位血液的供应量就会相应减少，从而影响男性勃起和女性的性感受能力，降低性快感。

3. 抱怨挂嘴边

调查显示，夫妻之间如果经常相互抱怨，性爱次数会越来越少；如果常把家庭琐事带到床上，感情更容易恶化。此外，家庭财务状况、孩子教育问题、家务分配等话题都会影响性欲。

4. 电脑进卧室

电脑、手机等电子产品“入侵”卧室会严重影响性爱质量。调查发现，睡前玩电脑，会让伴侣做爱的意愿大大降低，还可能引发感情问题。

5. 牛奶喝太多

牛奶具有镇静安眠的作用，如果在进行性生活前饮用过量牛奶，人就只会想呼呼大睡，完全没有“性趣”了。

6. 久坐不运动

美国性学家曾对 2000 人进行过关于“锻炼与性欲”的调查，结果显示，不爱运动的人出现性冷淡的概率比常运动的人高 38%。经常运动有助于保持身材，增强性欲。

7. 长期有便秘

患有慢性便秘的人常伴有性欲低下或性生活不正常的现象。这些人由于常需用力排便，使肛门收缩过紧，盆腔底部痉挛性收缩，导致性感受低，间接造成性欲降低。

一生中的三个性爱危险期

研究表明，每个人平均一生要进行 4200 次性爱，且都会经历三个性爱危险期，只有正确认识和调整，才能顺利度过，与美好的性生活相伴到老。

初次性爱时期

美国一项调查发现，“第一次”可能会影响人一生的性爱满意度，如果一个人第一次性爱失败，那么他之后出现性功能障碍的可能性会比其他人高 13%。

对男性来说，第一次性生活时可能会因为紧张而勃起困难，进而产生自我怀疑，出现勃起功能障碍、早泄等问题；对女性来说，如果第一次时男性动作过于激烈，使女性生殖器损伤或产生疼痛，就可能引起女性对性生活的抗拒心理，甚至引发性冷淡。

应对措施 初次性爱不仅是指第一次性交，而是包括从恋爱到性接触以及第一次性生活的整个时期。这期间应多了解彼此，体贴对方，进行性生活时做好充分的前戏刺激，避免动作粗暴。在心态上，应谨记“来日方长”，不要期盼过高，要知道，心越急，越可能失败。此外，初次性生活的年龄不宜过早，否则身心都不成熟，更易出现问题。

生育时期

长达 1 年的孕期和孩子出生后随之而来的压力，会给夫妻带来一场“性危机”，一些男性可能会因为生理和情感的需求而出轨，而女性生育后则可能会将全部精力放在孩子身上，对性生活失去兴趣，甚至拒绝同房。

应对措施 首先，夫妻对孕期性生活要有科学的认识，避开危险的怀孕初期和怀孕后期，掌握好技巧，孕期也能享受性爱；其次，孩子出生后，夫妻要加强沟通，让孩子成为感情的纽带，并重视产后性生活的恢复；最后，生活再忙也要坚持正常的性生活，必要时可以请长辈帮忙照看孩子，过过二人世界。

七年之痒期

调查发现，婚后第 7~10 年，夫妻双方对性爱的满意度会降到最低点。

主要表现为性爱次数骤减，对对方没有欲望；觉得性生活平淡，没有乐趣；发生婚外情；男性出现性功能方面的问题。

应对措施 双方要理性看待性爱平淡期，创造机会重找旧日的激情，千万不要相互指责。外出度假、尝试性爱新花样、说出不满和期望都有助于改善这些问题。总之，宽容与理解是这个时期夫妻间最宝贵的东西，只要双方积极面对，一定可以解决性爱难题。

帮你的另一半远离“性冷淡”

提起“性冷淡”，人们首先会想到女性，因为大多人都觉得男性是用“下半身”思考的，无时无刻不想着性爱。但实际上，男性也会出现性欲低下的情况。而且，相比于女性，男性的“性冷淡”更为复杂、棘手，对夫妻关系的伤害也更大，因为男性会因为性冷淡而承受巨大压力，女性则会因男伴拒绝她们的性主动而感觉羞辱和愤怒，进而影响夫妻感情。

遇到这种情况怎么办？不妨试试下面这些方法吧。

1. 检查他的药物

检查下他的药物，抗抑郁药、防脱发药等都可能带来性欲降低的不良反应。建议服用上述药物的男性去咨询医生，看能否换成对性功能干扰小一些的药品。

2. 拉他运动健身

没有什么比充足的运动更能促进身体健康以及性健康了。建议夫妻二人每天晚饭后进行长距离散步，并坚持下来。

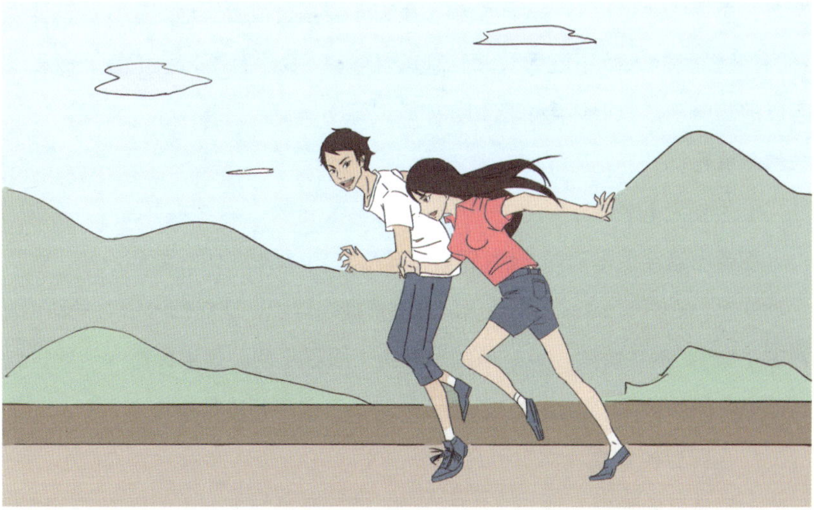

3. 鼓励伴侣就医

如果他对性爱失去兴趣，有可能是勃起功能障碍引起的。大多数男性在感受到自己的性表现变差时会回避性爱，而一旦他们的性表现有所改善，性欲也会随之提升。建议夫妻可以去医院就诊，请医生对男性的睾酮水平进行检测，因为睾酮水平的降低会影响性欲。

4. 给他宽慰支持

如果是因为工作或生活的压力让伴侣性欲低下，那就需要女性的宽慰和支持了，同时鼓励伴侣主动寻求帮助，不管是来自自己的帮助还是专业治疗师的帮助。事实上，研究表明，伴侣的参与能让男性性功能障碍治疗取得最佳的效果。

5. 与他坦诚交流

不要刻意回避伴侣性欲低下的问题，要对这一问题进行坦诚交流。但要注意，应该以非对抗形式进行交流，千万不要指责或羞辱他。比如，不要说“想和我做爱的人数不胜数”，而应该这样说：“我注意到，我们最近做爱没有以前频繁了，我很怀念以前和你如胶似漆的日子，我怎么做才能唤回你过去的激情呢？”

6. 主动发起性爱

不要坐等伴侣采取第一步行动，如果女性想要更多的性爱和浪漫，就要主动发起“进攻”。比如，早晨出门前激情拥吻伴侣，在伴侣淋浴时发动“突然袭击”，要不吝赞美，并对他的表现给予积极反馈。如果你能令他感觉到自己很性感和被渴求，他自然而然会对你更有欲望和感觉。

7. 选择健康饮食

一顿丰盛的晚餐，再加上几杯红酒，听起来是结束一天的好方式，然而这会让男女双方感到过于疲劳、吃得过饱，不再想做爱。晚餐应该吃得简单清淡、富有营养，并且控制饮酒量。同时，不要整天宅在家里看电视，而应该进行一些富有乐趣的活动，从安逸慵懒的生活状态中走出来。

同理，如果丈夫发现妻子性冷淡，丈夫不能怀疑和抱怨妻子，否则会使情况越来越严重。丈夫应该耐心、细致地关心妻子，让妻子感受到浓浓的爱。同时，进行性生活时要多做爱抚动作，避免采取妻子厌恶的姿势和行为。如果经过上述努力，妻子的情况仍然得不到改善，就要陪她到医院去做检查，排除生理上的疾病了。

07

性衰老：性生活要完的标志

小学时，爱情是同学从书桌下递来的一根棒棒糖；中学时，爱情是看他一眼又急忙移开视线的匆忙；大学时，爱情是两座城市间来回的车票；工作后，爱情是攒几个月工资备好的礼物；再往后，爱情是什么？

当以前那些爱的“小把戏”都黯然失色的时候，你当然要拿出“真本事”，带给伴侣最好的性体验。而随着年龄的增长，力不从心的时候越来越多，你难免会怀疑自己是否“不行”了。其实，即使是相同年龄的人，性能力也差

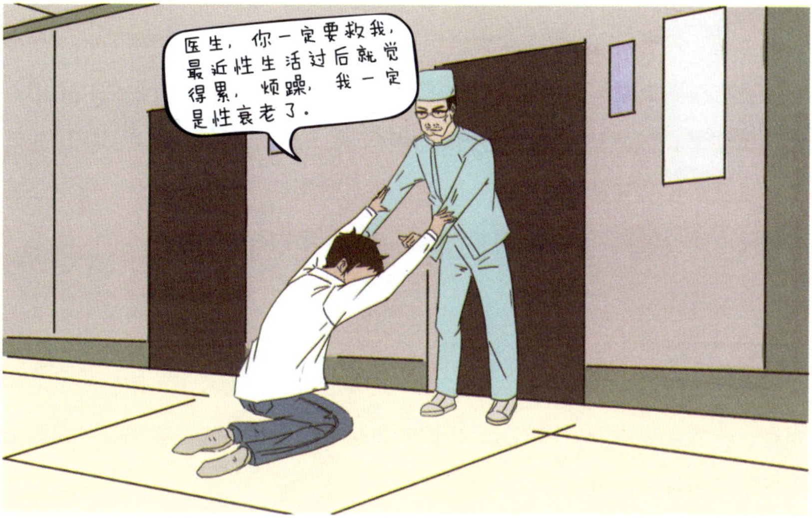

别很大。有些人年近八十，性生活依然十分频繁；而有些人刚刚四五十岁，就基本停止了性生活。

归根结底，这是性衰老程度不同造成的。下面来看看男女在性方面开始衰老的一些标志，希望你能绕过这些雷区，还能“性福”下去。

男性性衰老迹象

1. 两次性生活的间隔不断拉长

性衰老的首要表现就是性欲降低，精液量减少，甚至不是每次性生活都能射精。而这可能是由多方面原因引起的，如压力大、生活忙碌、与伴侣感情出问题等，要从多方面入手解决。同时，要坚持规律性爱，因为一旦停止性爱，性功能就会“老化”得更快。

2. 勃起问题变得突出

有调查发现，75% 的老年男性会遇到勃起功能障碍方面的问题。如果你勃起维持时间大幅减少，勃起硬度变差，已经影响到正常的性生活，那就要提高警惕了，因为这可能就是勃起功能障碍。而勃起功能障碍可能与身体衰老以及严重的健康问题有关，因此，此时男性应及时去看医生，排查心脏病、糖尿病等患病可能，还要检查是否与某些药物有关。

3. 性器官“缩水”

随着年龄增长，男性睾丸间质细胞会逐渐衰老并发生退行性改变，使睾酮的分泌大量减少，阴毛越来越稀少，睾丸的容积相对减小，阴茎的长度和粗细也会发生少许变化。不过，性器官发生变化不必惊慌，必要时可在医生指导下适当补充雄激素。

4. 性爱后老觉得累

性爱后有短暂的疲惫期是正常的，但如果性生活结束 24 小时后仍然感觉疲惫，甚至过了一周还缓不过劲来，就是性衰老的表现了。此时，男性需要排除一些潜在疾病如贫血、轻度心脏病等风险，还要学会放松，尤其在射精后，要进行适当的休息。

5. 因性生活烦躁不安

性是男性自信的来源，当男性因为性生活而焦虑不安或整日担忧时，说明他可能是性功能出现了问题而不敢面对。此时，女性的关心和鼓励尤为重要，给他一个爱的拥抱，与他深入地沟通交流，你们一定还能找回当初的激情。

女性性衰老迹象

1. 性唤起需要更长时间

美国一项研究发现，随着年龄增长，女性出现性欲减退的概率是男性的三倍。而性反应变慢，“热身”时间更长，就是性衰老的标志。增加前戏时间是最好的解决方法，或者也可以尝试通过自慰进行性唤起。

2. 绝经期到来

女性绝经之后，雌激素水平明显下降，进而导致女性出现性方面的问题，如性感受减退、高潮更少更弱以及性交疼痛等。最有效的方法是求助于激素疗法或其他药物治疗。

3. 阴道干涩

随着年龄增长，女性的阴道壁变薄，阴道润滑能力减弱，扩张能力降低，阴道干涩逐渐成为女性性交时最大的障碍。此时，女性要主动使用润滑剂来加以改善。还有研究发现，稳定的性生活会使干涩问题减轻。

4. 高潮频率降低

研究显示，在实质性器官接触的过程中，仅有 25% 的女性能感受到高潮，而随着年龄的增长和性功能的老化，这一比例还会下降。此时女性不要担心，可以通过刺激阴蒂来改善高潮减少的情况。

5. 不再关注外表

“女为悦己者容”，如果女性不再注意自己在异性眼中的形象，变得邋遢，可能就标志着她在性心理方面的衰老。而经常化妆，注重服装的搭配，选择性感的内衣，都能提升女性的性趣味，让人在性心理上更年轻。

服用“伟哥”最全指南

曾有新闻报道，英国一名36岁的男子在1小时内吞下35粒“伟哥”，而后被送到医院紧急治疗并观察了36小时，才恢复过来。

他在采访中说：“服下35粒‘小蓝片’后，我感觉头晕眼花、恶心，甚至产生了幻觉，眼前出现的每一样东西都是绿色的，小家伙异常坚挺，根本软不下来。”

在确保他各项身体指标正常后，医生同意他出院，不过悲惨的事情还在后面。即使已经得到治疗，他的阴茎仍旧不受控制，只要不小心碰到就会立刻进入备战状态，这让他又在床上静躺了一周。

该男子用血的教训示范了“伟哥”的错误使用方法，那么怎样吃才能既安全又“性福”呢？下面就教教你如何正确吃“伟哥”。

1. 人们常说的“伟哥”包括哪些药物？

目前中国市场上常见的“伟哥”类药物有3种：万艾可、艾力达、希爱力，而人们常说的“伟哥”是指万艾可。这类药物是一种5型磷酸二酯酶（PDE5）抑制剂。服药后，在性刺激的作用下，药物可以促使血液流入阴茎，增强阴茎勃起硬度。

2. 没有勃起功能障碍的人可以通过服“伟哥”增强性能力吗？

“伟哥”不是“春药”，服用“伟哥”本身并不能引起或者提高性能力，其作用只是在出现性欲冲动时，帮助勃起功能障碍患者恢复正常的勃起功能。

研究表明，“伟哥”能够有效地延长射精潜伏时间、改善勃起硬度，长期间断或者不间断服用，还能够改善阴茎血管内皮功能，并进一步改善勃起质量。

一般勃起功能不好的人，可以尝试服用“伟哥”来改善勃起状况，但勃起良好的人千万不要滥用。初次使用者最好先咨询医生。

3. 吃“伟哥”会不会上瘾?

在世界卫生组织（WHO）药物不良反应数据库中，并未有关于“伟哥”类药物成瘾性的报告，因此大可不必有这一方面的顾虑。

4. 吃“伟哥”有副作用吗?

服用任何药物后都难免会有一些不良反应，服用“伟哥”也一样。最常见的不良反应表现为面部潮红、头晕、头痛、鼻塞、消化不良等。敏感的人服用后比较容易发生不良反应，不过大多是一次性的，短暂且轻微，不会影响性生活，更不会影响心血管功能。坚持服用一段时间后，这些不良反应大多会自动消失或逐渐减轻。

5. 性生活前多久吃比较合适?

“伟哥”在性活动前 0.5~4 小时内均可服用，但根据药物在体内的代谢情况，建议在性活动前 30 分钟至 1 小时内服用。年纪较大的患者，由于药物吸收慢，需提前 1 小时或更长的时间服用。

6. 长效和短效哪个效果更好?

所谓的长效和短效，是指药物在体内代谢的快慢。半衰期短、代谢较快的“伟哥”一般被称作“短效伟哥”；半衰期长、代谢较慢的“伟哥”被称作“长效伟哥”。而判断哪类药物更适合自己，还要根据临床的具体诊断和自身的具体需求来决定。

无论是短效还是长效“伟哥”，都是效果较好且相对安全的药物，患者可以在医生的建议和指导下尝试，并逐渐找到适合自己的种类。

7. 第一次服用“伟哥”要注意什么？

“伟哥”绝对不能与治疗心脏疾病的硝酸酯类药物（如硝酸甘油、消心痛）混用，否则可能会迅速降低血压，导致发生生命危险。由于饮酒会严重减轻“伟哥”的勃起功效，所以服用时不宜过量饮酒。另外，最好不要刚洗完澡马上服药。

有些人第一次服用“伟哥”可能会不成功，可以在下一次时调整剂量，也可进行多次尝试，一般 4~6 次尝试后便可以达到最佳疗效。

8. 吃“伟哥”会影响生育功能吗？

目前没有证据表明“伟哥”会降低精液质量或者会对未出生的孩子造成不利影响。

而且，有部分研究结果表明，“伟哥”能够通过提高每次射精精液的容积和精子的活力来提高精液的质量，改善生育能力，提高受孕的概率。部分育龄青年，由于生活、工作等诸方面的压力，会出现“排卵期勃起功能障碍”，也就是在计划受孕期间，出现勃起功能障碍，此时便可通过使用“伟哥”顺利地完成生育任务。

9. 哪些人不能碰“伟哥”？

服用“伟哥”类药物前，需要先了解两点：一是自己是否患有较严重的疾病；二是自己是否能够承受得起性生活所需要的巨大精力和体力的支出。

如果患有心脏病、中风、色素性视网膜炎、肾脏疾病、肝脏疾病、血液病、阴茎畸形等疾病，在服用“伟哥”前一定要先咨询医生。正在服用硝酸甘油、消心痛等硝酸酯类药物的人也不能随便吃“伟哥”。最后，体力差、心脏负担能力差的人也不能用。

10. 在哪里可以买到“伟哥”？

目前，“伟哥”类药物在医院药房和药店都有售。但在国内，“伟哥”属于处方药物，购买时需要出示处方。

初次使用者为了达到最好的治疗效果以及避免出现危险情况，最好到医院找医生确诊后，在医生的指导下合理使用，避免误服误用。使用一段时间且效果稳定后，可以在药店自行购买。

需要注意的是，一些药店会向患者推荐所谓的“壮阳药”和保健品，这些药物的安全性与效果难以保证，请大家不要随意购买和使用。

PART 6

一个人也要做“羞羞羞”的事

01

6 秒钟一次的性幻想，零成本的爱情之旅

男人每 6 秒钟就会有一次性幻想。当目光滑过性感的脖子、热辣的广告牌、高楼上暧昧的灯光、闻到莫名的香水味时，男人们都会瞬间产生性幻想。

关于性幻想，你别说“我没有过”，因为这几乎是不可能的，性幻想是心智健全的人都会“想”的事。

别狡辩，欣赏喜欢的娱乐明星的写真照；崇拜帅气的体育明星的赛场英姿；为自己的偶像疯狂“打电话”……你一天会有无数次性幻想，而你脑子中那些花里胡哨、五花八门的“意淫”想法，就是下面我们要聊的内容。

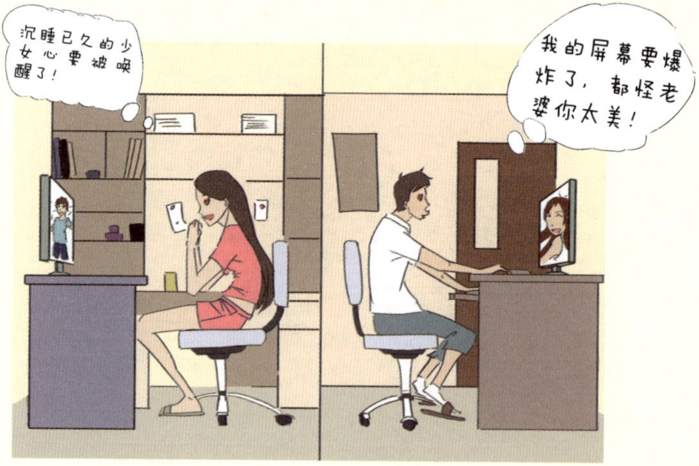
沉睡已久的少女心要被唤醒了！
我的屏幕要爆炸了，都怪老婆你太美！

我们都误会了性幻想

许多人认为性幻想是一件可耻的事，甚至有时还对自己在性幻想中的“肆意妄为”感到懊悔、自责。其实，大可不必如此。

心理学家认为，性幻想只要不过度，就不是坏事，更不会对身心产生伤害，适度的性幻想反倒有助于自身的兴奋和性唤起，使性生活更和谐、更富有情趣。

性幻想的内容

研究人员在分析了 2.3 万份调查问卷后发现，多数人的幻想都包括以下内容：裸露的身体、心上人的魅惑撩动、第三方等。

男性的幻想，更倾向于具体的性行为和器官，涉及更多的视觉内容，好似玩一场 3D 体验游戏，在其中一股脑实现生活中不可能实现的愿望和情感。而女性的幻想，更像是一部唯美的电影，她们会设定一个浪漫的氛围，挑选一位优秀的伴侣，并设计好故事的起承转合，以及高潮时的卿卿我我。

小贴士

人人都有自己的性幻想对象，很多国家甚至有自己的“幻想对象排行榜”。一项调查显示，日本男女均钟情于北川景子与木村拓哉，韩国人则钟情于李英爱和安圣基，美国人更喜欢詹妮弗·安妮斯顿和布拉德·皮特。

有研究者曾访问了全球 21 个国家约 5500 名男女，在走访中国人时，有 95% 的中国受访者承认自己有过性幻想，这一数据与阿根廷的并列排在首位，比性幻想最缺乏的日本人（50%）要高出许多。

性幻想的益处

性幻想能带来许多实实在在的益处，如果你了解，绝对会无法拒绝性幻想的存在。

（1）幻想是很棒的性替代品。在没有实际性爱的时候，性幻想可以让生活充满情趣与欢笑。

（2）帮助克服性焦虑，提升性自信。性幻想可以促使伴侣在爱爱中花样翻新、妙招频出。

（3）唤醒高潮。性幻想不限时间、地点，没有成本，可以借此唤醒沉睡的激情，帮助彼此达到高潮。

（4）反映大脑思维活跃程度。性幻想是大脑皮层活动的产物之一，所以如果你的性幻想非常频繁，那暂时就不用担心“痴呆”了。

（5）堪称婚姻“平衡点”。从恋爱到结为夫妻，再到生儿育女，两人之间的性生活会变得越来越平常，但适当的幻想可以让你走出低谷，重获“新生”。

小贴士

经常性幻想的女性，在有幻想而又未能达到高潮时，容易增加性腺分泌物，造成局部不适，导致盆腔充血综合征。

过度的幻想还会造成心理、生理等方面的问题，甚至还会发展成病态的性幻症，这是一种把幻想作为性兴奋或性满足的手段，并最终成为一种性心理障碍的病症。

男女最爱的幻想，羞羞到汗颜

在男女的性幻想中，可能有五花八门的情境，下面，我们就来看看“饮食男女”们的脑洞吧。

女性 5 大幻想场景

在淋浴房里缠绵	女性在磨砂玻璃淋浴房里冲澡，水珠顺着胸、臀滑落。男性在门外静静欣赏，拉开门，将她拥入怀中，在水汽四起的朦胧中与她热吻、缠绵
与健壮的他激情	男性裸着上身，只穿一条牛仔裤，在屋子里劳动，汗水散发出迷人的“男人味”，两人在地板上相拥
被陌生男性“占有”	被一个孔武有力又神秘的陌生男性“占有”，整个性爱的过程激烈而又迅猛
做家务时被伴侣推倒	整理家务时,男性从背后“偷袭”女性,然后在厨房或者客厅里，男性给女性深深一吻，气氛浪漫而甜蜜
在公共场合亲吻	男性在大庭广众之下表达对她的爱意，场景极富雄性气息，让女人觉得陶醉

男性 4 大幻想场景

来一段办公室恋情	一份全球性的调查报告指出，与单身女上司发生关系是男性首要的幻想内容
和女明星共度时光	绝大多数男性幻想过自己心仪的女明星对他满脸崇拜的样子，对男性来说，这绝对是最幸福的时刻之一，而且会让男性觉得十分刺激
与穿制服的护士激情	医院的护士是非常容易让男性产生幻想的对象，尤其是在受到护士照料时，男性常常会幻想与她发生关系
在公共场合抛媚眼	男性也常常幻想在路途中，让他一见钟情的时尚女士从自己面前走过时，他忍不住上前搭讪，并轻松获得了美女的好感

02

捂脸……我想给昨晚的梦打上马赛克

早晨醒来，你脸颊绯红，心中小鹿乱撞，口干舌燥，明明是一个人睡的，却好像做了什么不可描述的事。

你想到了晚上做的梦：被人踹开门，强吻，脱掉衣服，从门口到客厅再到床上，我竟然没有反抗一下下。脑海中的画面让你羞得不能自已。

如果你有过这样的感受和经历，恭喜你，昨夜你做了一场美妙的春梦。

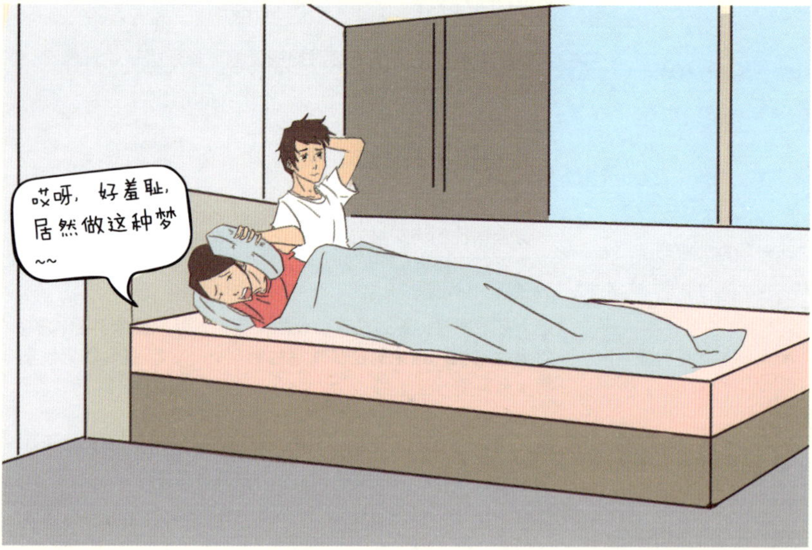

“春梦”，是身体健康的标志

“春梦”又被叫作“性梦”。人在睡梦中感受到性快感并不是偶然现象。调查显示，70％的女性和80％的男性会经常在梦里出现性爱场面。每天夜里，我们的身体都会进入性兴奋状态4~5次，那时血液会向性器官灌流，通常男性表现为阴茎勃起，女性则会阴道湿润。每到这时，人就会容易做性梦，这种梦一般会持续20~25分钟。而且，女性在经期更容易做这种梦。

夜间的性兴奋不仅是一种正常现象，而且还对人体大有好处。“春梦”主要有以下几个作用：❶促使我们身体里的器官和系统功能进行自我检查和维护。❷睡梦中的性高潮能使人摆脱白天的精神压力。❸性梦能对现实生活中没有得到的性满足进行补偿。

所以，做了性梦不要有负疚感，它是身体健康的标志。

做做“春梦”减减压

性梦不仅可以满足性欲，对调节我们的身心健康也是有好处的。睡梦中的性高潮不仅能使人摆脱白天的精神压力，还是对现实生活中没有得到性满足的一种补偿。

性梦既然是必然的，也是对人体有益的，那人能不能自行设计梦境呢？

从做梦的原理来看，梦是人在睡眠中某一个阶段的意识状态下所产生的一种自发性的心理活动。所以，自行设计梦境不太现实。不过，性幻想也可以达到与性梦相同的作用，但这就需要做梦者长时间处于半梦半醒的状态。

在这种状态下，大脑会朦朦胧胧地产生视力和听力上的幻觉，男女主角的外表会逐渐显现，并跟自己或朋友的经历结合在一起。当然，你也可以自行假设具体的环境和对象，任情节自由地发展。

但需要注意的是，性梦过多也可能是因为白天受了过多的不良刺激，比如接触了一些色情刊物、影像等，或是由于家庭关系不和谐而产生了精神压力，这些都会影响人的精神健康。因此，大家应培养健康的生活方式，避免性梦过度。

“春梦”背后的真实想法

性梦是经常出现却很难与人分享内容的一种梦，但它的背后其实隐藏着你的许多真实想法。美国《悦己》杂志曾刊出以下8种常见的性梦，并邀请了多位心理专家和性学家对其进行解读。

春梦内容	春梦背后的真实想法
与上级、同事有亲密行为	梦见上级领导、同事并不表示你潜意识中想与其发生关系，大多只能说明你钦佩此人的能力，希望他能带给你指引和帮助
当众性爱	说明做梦者在期待新的恋情，并对一段新的感情生活充满了热情。“看不清男子的脸”则是一种自我保护，说明内心还在为新感情的到来做准备
与同性亲热	梦见跟同性缠绵，并不意味着你的性取向有所改变，而是说明你期望在性方面得到更多的关心与体贴，并渴望伴侣动作能更温柔些。同时，这也说明你在生活中期望得到更多同性的理解

（续表）

春梦内容	春梦背后的真实想法
与名人性爱	梦见与明星做爱，其实是期望自己的另一半有明星所体现出来的某种特质，比如勇敢或浪漫等。梦中，即使有家人出现你也不停止与他人做爱，说明你在性方面很自信
在儿时的家中性爱	梦见儿时的家，说明你目前的性观念受到家庭的影响较大，也表明你希望回到童年更简单的生活中。梦见与厌恶的人做爱，说明你在现实中可能遇到了一些不得不面对的困难，需要与周围的人交流
偷情	这种梦并不意味着你想出轨，可能只是因为生活太过平淡。反复做这样的梦，说明你对婚姻中的某部分（不见得一定是性生活）感到厌倦，这时应及时采取措施，重新燃起夫妻激情
旧情复燃	梦见与昔日的爱人做爱很常见，可能象征着旧爱与做梦者有关联的某样东西，例如梦见曾经暗恋的导师，说明你很怀念那个阶段所拥有的青春、自由和对知识的渴望
性爱被迫中断	一方面，这可能表明你的性需求没有得到满足；另一方面，也表明了你对生活现状的不满。如果总是梦见性爱被打断或无法达到高潮，可能表明你对爱人缺乏信任或者对亲密的性爱存在恐惧感

03

男性一生要性自嗨 2000 次，还不来学学技巧？！

研究表明，男性平均一生会勃起射精 7200 次，其中有 2000 次都是自慰带来的。可见自慰在男性性体验中的重要作用。而早在 1995 年，美国就将每年的五月定为“全国自慰月”，希望每个人都能愉快地享受双手带给自己的快乐。

下面，我们就一起来看看，如何科学、合理地看待自慰，如何充分通过自慰享受到极致的乐趣。

一份最佳自慰说明书

在生活中，自慰又被称为“手淫”，而很多人看到“手淫”这个词就会产生天然的偏见，觉得它是低级趣味，是不好的，是不利于身体健康的，不知如何正确面对，甚至有很多人会因自慰的行为而不安，或者咨询医生。其实，自慰是一种健康的排解性冲动的行为，只是需注意程度而已。当然，如果你不知道什么样的自慰是合理的，不妨来看看下面这份自慰说明书吧。

时刻	在不影响正常工作、生活的时间内
频次	自慰的频次应该低于健康男性性生活的频次，也就是：20~29 岁，低于 10 天 8 次；30~39 岁，低于 20 天 7 次；40~49 岁，低于 30 天 6 次等
是否适度	如果出现以下情况，说明已经自慰过度，应当适当地禁欲了。 ①因自慰造成了轻微的皮肤擦伤，甚至更严重的创伤。 ②人际关系或工作受到了影响。当你选择自慰而不和朋友聚会，或者你因为在男厕里释放了一番而在会议中迟到时，说明你的癖好正影响着你的生活及工作。 ③有射精问题。 ④没办法不去想自慰。 ⑤曾试图减少自慰次数却失败了
注意事项	①事前清洁手部、生殖器，不给细菌留后路；事后也要及时清洁； ②如果长期以坐姿自慰，可能会压迫器官，出现器质性问题。可以变换自慰方式，找到最佳体位

自慰需谨慎

如果自慰的频次、方式不当，会给身心带来不小损害，以下这几种人尤其需要注意。

1. 体虚、纵欲、精亏者

身体虚弱的时候自慰会“大伤元气”。对过度追求性爱享乐、大病之后身体虚弱或者年龄较大、精气亏虚的人来说，要谨慎对待自慰，切不可为了贪图一时之欢，或为了满足快感而无节制地自慰。

2. 有前列腺疾病者

经常自慰会增加男性患前列腺炎的风险，也容易使前列腺炎患者的病情加重。此外，自慰时盆腔充血，容易压迫盆底神经，使腰骶、会阴及生殖器等部位产生胀痛等不适感，这也是诱发前列腺炎的主要原因。

3. 心理负担过重者

自慰后大脑会由于过度兴奋而疲劳，人会感到劳累乏力。经常自慰会引起精神萎靡、无精打采、记忆力减退、注意力无法集中等问题，对日常生活和工作都不利。

人们虽能从自慰中得到暂时的性快感，但这并不是性欲的正常满足渠道，所以，在自慰后，心理脆弱的人往往因为担心这会对身体产生负面影响，或因觉得自慰是不好的行为而悔恨自己的放纵，感觉自己做错了事。结果不仅没能缓解性压抑，反而又背上了沉重的包袱，紧张而矛盾的心理让人郁闷不乐、自责。

婚后，男性自慰有“罪”吗？

有些女性常有这样的苦恼：已经和丈夫结婚几年了，性生活也一直很和谐，但他从不满足，而且丈夫竟然有自慰的习惯，在自己睡着后，他有时就会在旁边偷偷地“运动”。

婚后男性自慰正常吗？这是性生活不足导致的吗？如果有这种情况，该如何处理夫妻关系呢？这应该是很多女性都曾或正在被困扰的问题，其实，你大可不用担心。

事实上，在已婚男性中，仍有自慰行为的占 75.6%，当然，大多数人是偶尔为之，只有一小部分人会频繁自慰。

婚后自慰，首要原因是性欲没有得到满足。无论男女，只要是在婚前有过自慰行为且能达到性高潮的，在婚后如果性欲得不到满足，他们就会很自然地想到用自慰的方式解决问题，因为自慰能让人感觉更自由、更刺激。但把握不好尺度就容易沉迷其中不能自拔，从而影响原本正常的夫妻生活。

其次，一些男性通过自慰来减轻压力、平衡心理、调整心绪。这是长久养成的习惯或减压方式。

最后，有一些男性的自慰行为可能是源于对妻子的体谅。当妻子怀孕、处于经期或者因工作辛劳而没有欲望时，自慰可以让男性得到充分的满足。

发现丈夫有自慰行为后，妻子不必过多干预，也无须吃惊、不解，更不用自我怀疑和自责，而应该在适当的时候和他好好沟通一下，了解他自慰的原因，甚至你还可以帮助他自慰。

小贴士

女性在婚后也会自慰，这种情况多出现在结婚两三年后。丈夫如果发现妻子自慰，只要不影响正常的夫妻性生活，不妨“听之任之”。

破除有关自慰的谣言

时至今日，社会上仍然流传着许多关于自慰的谣言和误解，让许多人对关于自慰的话题都羞于说出口，甚至会因为自慰而内心忐忑不安。下面，我们就一起来粉碎这些谣言。

1. 自慰不会让精液变色

临床上，有的小伙子长期自慰，并觉得自己的精液颜色越来越深和自慰有关。

专家表示，自慰是一种合理的释放性欲的方式，并不会导致精液颜色改变，建议男性放下心理包袱。但如果男性发现精液出现肉眼可见的血色，可能是血精症状，建议尽快到医院就诊。

2. 自慰不会引起早泄

不少男性可能都有长期自慰的经历，其中有很多人都会在心里想：现在性生活时感觉龟头很敏感，经常不到一两分钟就完事了，这种情况会不会跟我长期自慰有关?

实际上，自慰与早泄是没有直接关系的。早泄的病因主要有器质性因素和心理性因素，没有证据证明自慰与早泄有关。部分自慰者为了追求性快感，自慰过程中刺激的强度远超过性生活的强度，长此以往，甚至会导致不射精。

3. 自慰和勃起功能障碍没有直接关系

有些男性把自己“硬不起来”的罪过扣在自慰的头上，认为是自慰影响了自己的性功能。

专家认为，自慰是指用手或其他的东西刺激外生殖器敏感部位，是无害、健康、正常的性行为之一，是性成熟的一种生理表现，是解除因性紧张而引起的不安、躁动的一种方式。自慰和勃起功能障碍没有直接关系，适度自慰也不会导致勃起功能障碍，充其量只是会因为自己内心的压力造成暂时性的勃起困难。

自慰是最好的“保养品”

对男性来说，适度自慰不仅无害，反而还有一定好处，主要有以下几点。

1. 增强勃起硬度

规律的自慰可有效锻炼盆腔肌肉群，防止勃起功能障碍和尿失禁。研究发现，每周射精 3~5 次可增强勃起硬度，并保持阴茎勃起角度。

2. 延长勃起时间

性交前 1 小时自慰，有助于更好地控制性爱节奏，延长勃起时间。男性通过自慰训练还可以控制射精时间，避免性爱草草了事、不欢而散。

如果你常自慰 2 分钟就射精，那么下次尽量通过节奏和强度控制，延长勃起时间至 3 分钟再射精。经过训练，大多数男性可以将勃起时间延长一倍。

3. 提升免疫力

射精可提高男性体内皮质醇水平，增强免疫力，适度的自慰也有这样的效果。

4. 改善情绪

自慰过程中，身体会释放很多的快乐激素多巴胺和催产素，从而增强兴奋感、提高性满意度、激活大脑奖赏区域，达到改善情绪的目的。

5. 预防前列腺癌

研究发现，每周射精 5 次以上的男性，患前列腺癌的风险比射精少的男性低 1/3。这是因为多种致病毒素会堆积于尿道中，而强有力的射精可以将这些致病因子冲出体外，进而达到防癌功效。

04

女人，性爱给不了你的，自慰可以

如果你点开百度，搜索“男人 DIY”，会立刻弹出 638 万个词条，当然还不包括被和谐的那部分；而当你搜索“女人 DIY”时，只能收获 330 万个词条，其中一定还包括男性搜索的那部分，只为了他能自慰得更嗨……

为什么男性能尽情享受“五姑娘”的服侍，女性却不能求助于“五爷”？！要知道，再和谐的伴侣，也不可能比你更懂自己。

研究显示，因生理条件限制，女性在自然爱爱中达到高潮的比例仅有 20%，但 94% 的女性都能在自慰中达到高潮。所以，姑娘们，是时候来了解一下自慰这件事了。

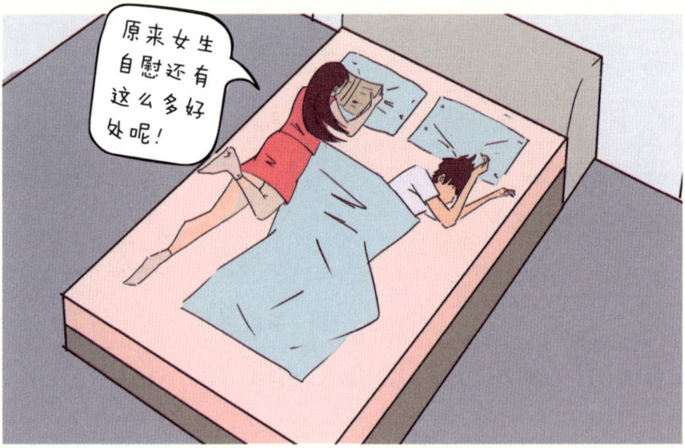

女人，勇敢地去探索自己的身体吧

什么样的女性可以选择自慰？异地恋还是单身狗？都不是。千万不要把自慰当成一种“退而求其次”的爱爱，所有女性都该勇敢地伸出手探索自己的秘密花园。

很多女性都说自己在性爱中根本没法体验到高潮，还暗地里想着是不是自己的爱人不行。其实，最大的问题出在女性自己身上。由于不了解自己的身体，她们无法在床上给伴侣最有效的指导，也就无法让自己获得最大的满足。而自慰能帮你最准确地了解自己的身体，如果足够了解自己，用手就能轻松带给自己高潮。

了解自己的身体不仅对女性获得高潮有非常重要的作用，还对伴侣的性体验和性自信的提升大有帮助。女性的敏感部位有很多，常令笨手笨脚的男性无所适从，所以，不妨列出一份你的“全身敏感地图”，让他“身体力行”地来实践。

另外，你也可以先指导男性用手跟自己爱爱。如此一来，兴奋期较长的女性便可以延长受刺激的时间，直到最终双方一同高潮。这样无论在生理上还是心理上，都能带来积极的影响。

总而言之，在爱爱的道路上，女性要做男性的“领路人”。

解锁“自嗨”的正确姿势

“男性 DIY”无外乎就是左手右手一个慢动作，右手左手慢动作重播，但女性却可解锁多种自慰技巧。

1. 靠自己的双腿

女性自慰可以不借助任何工具，只需有规律地摩擦大腿内侧或用力夹紧双腿，这也是最简单的自慰方式。

2. 使用双手

以食指和中指按压、揉捏或转圈摩擦阴部，或者用手轻弹阴部，还可以尝试不同力道带来的不同快感层次。女性最敏感的部位是阴蒂，给予这里充分的刺激，有助于快速达到高潮。

3. 借助莲蓬头

可以在浴缸中放满温水，将双腿分开分别搭在浴缸边缘，并用温水冲击外阴，这可以增加阴部的充血，以达到性兴奋。但要注意，水温不要过烫或过凉，也不要将水对着阴道口强烈喷送，以免阴道受伤或感染。

4. 物体戳刺

可使用人工阴茎这样的助性小玩具，但要注意玩具的尺寸，建议由小到大地使用。

要注意，不是所有东西都能随便往阴道里塞。据临床医生披露，他们曾帮助女性从阴道中取出过各种各样的东西，如折断的黄瓜、钢笔、筷子、果核、鸡蛋、乒乓球，等等。而这些物品，除了无法自行取出，更可怕的是，它们还会引起泌尿系统或盆腔感染出血、疼痛，给你的健康带来重大威胁。

5. 使用柔软的物体

对保守的女性来说，如果不能接受用手指或异物戳刺阴道，那么可以选择枕头、被子等柔软的物体，用它们摩擦挤压阴部，同样能获得快感。

自慰之前，先上保险

女性的生殖器十分脆弱，比男性的更容易发生充血、水肿及黏膜损伤的情况。因此，在自慰前，有些工作一定要提前做好，以确保不会对自己的身体健康产生不良影响。

1. 事前一定要洗手

双手是首选的自慰工具，但手上病菌较多，尤其是指甲缝容易藏污纳垢，若直接让手和私处接触，可能会导致阴道炎、宫颈炎、子宫内膜炎以及输卵管炎等。如果输卵管内膜及肌层受创，可能会诱发不孕。所以，用双手自慰前一定要做好清洁。

2. 保证工具干净卫生

情趣用品上也会附着病菌，其粗糙的表面还可能会对阴道黏膜造成严重损伤。因此，在清洁器具后，最好再在上面套上安全套，这样不仅卫生，还有润滑之效。

3. 内裤卫生同样重要

习惯隔着内裤自慰的女性，应先洗澡，换上干净内裤后再进行。

4. 不要佩戴尖锐物品

自慰之前要取下戒指等饰品，指甲也不要留太长，最好剪短、修平，以免划伤阴道。

5. 事后清洗私处不能少

自慰之后，应该排尿并再次冲洗外生殖器区域，以减少泌尿道感染的风险。

嗨过头是怎样的体验?

理论上来说，女性每天自慰一次是不会导致疲劳的。但自慰频率太高，则会导致盆腔充血，引发慢性盆腔炎。

如何知道你是否自慰过了火呢？请从以下 3 方面进行自查，并及时做出合理的调整。

	状态	专家建议
心理	①性生活不和谐，于是通过疯狂自慰满足自己； ②每当看到那种羞羞的文字或影片时，就控制不住自己，想要自慰； ③脑子里时刻都想着羞羞的事，以至无法正常学习工作	如果出现上述情况，请果断停止自慰一段时间
生理	自慰后感觉通体舒畅，好似徜徉在云端，大脑飞速运转，精神饱满	恭喜你，这说明你已经很好地掌握了节奏，自慰也是在合理程度内
	自慰后感觉身体被掏空，瘫在那里无法动弹，做什么事情都不在状态	这说明你已经是过度自慰了，请停止自慰一段时间
器官	①自慰中或自慰后，阴部隐隐作痛，麻木不适； ②排尿时感觉别扭，尿道部位有灼烧感； ③外阴分泌物增多，下腹酸胀疼痛	这说明你已自慰过度，请尽量减少自慰次数

自慰能防治多种疾病

研究发现，自慰能预防和治疗多种疾病，有助身心健康。

1. 自慰有助于抗炎

虽然女性自慰时，性唤起会导致宫颈口打开，但这并不会增加疾病的感染概率，相反，自慰有助于女性预防宫颈炎和尿路感染。自慰还可对宫颈及子宫颈黏膜产生拉伸训练的功效，有助于促进体液循环，对宫颈起到冲刷去菌的作用。

2. 自慰可治疗失眠

自慰能够调节激素水平，缓解紧张情绪，进而减少失眠的发生。通过自慰达到性高潮不仅能使身心压力得到缓解，还有助于增强盆底肌肉群的力量。

3. 自慰可防糖尿病

研究发现，自慰有助于降低患Ⅱ型糖尿病（成人发病型糖尿病）的风险，这是因为自慰有助于提高人的总体健康水平。

4. 自慰可防抑郁症

自慰可以提高快乐激素内啡肽的水平，同时也能略提高皮质醇水平，进而使免疫系统健康得到改善，这些都有助于预防和缓解抑郁情绪。

5. 降低血压

自慰是能让性高潮最大化的最便捷的方法之一，而经常达到并享受性高潮可以降低血压。

关于女性自慰的5个秘密

1. 94%的女性可以通过自慰获得高潮

在自然性爱中，女性能达到高潮的比例仅为20%，但有94%的女性都可以在自慰中达到高潮。

2. 80%的女性喜欢刺激阴蒂

自慰时，绝大多数女性会重点刺激性敏感中心——阴蒂。而刺激这里，最短只需要4分钟，就能让女性高潮。

3. 30~40岁的女性自慰比例最高

研究发现，30岁以上的女性更“贪欲”。随着年龄的增长，女性体内的雄激素水平会逐渐提高，性欲也会更强，自慰频率也会随之增加。

4. 一次自慰相当于爬两层楼

人在自慰时消耗的体力，相当于爬了两层楼，因此自慰还可以帮助女性健身和减肥。

5. 高学历的人自慰多

调查发现，无论在哪个国家，女性自慰行为都与受教育程度密切相关，受教育程度越高，进行自慰的频率就越高。在调查者中，有过自慰行为的女性，没上过学的仅占 0.3%；小学学历的占 1.2%；初中学历的占 10.7%；高中学历的占 15.4%；大学本科学历的占 30.8%。

研究者指出，女性的受教育程度每提高一个阶段，进行自慰的可能性平均会提高 2.15 倍。也就是说，那些上过大学的女性进行自慰的概率，可能是那些仅仅上过小学的女性的几十倍。

让人惊奇的是，除了受教育程度，年龄、家庭背景、身体状况等，都与女性自慰的发生率没有显著的相关关系。专家表示，这说明受教育程度越高的女性越能正确地认识自慰，也越能用科学的态度帮助自己享受快乐。

05

睡成这样的人，一看就没有性生活

或许，你也曾有过这样的幻想：在半夜或者凌晨醒来，旁边的他也睁开眼睛，你们对视，然后接吻，像两条水里的小鱼，又像是一对彼此迷恋的连体婴儿。但事实是什么样的呢？更多的情况是，你半夜醒来，发现他也睁开了眼，互相说一句“不知怎么的，睡得好不舒服”，完全没有性欲望，只会继续找一个合适的姿势入睡。

早有调查发现，睡眠不足的夫妻，性生活出现问题的概率更高。那么问题来了，如何睡才能获得更好的性生活呢？以下这些睡觉时常犯的错误，如果不早些改正，那么你只能独守空床到天明了。

你睡觉时肯定也犯过这些错误

1. 床太软：减弱性力量

睡觉时床垫太软，会造成身体中间部位下陷，躯干呈弧形，使脊椎周围韧带和椎间负荷过重，腰椎生理弯度增加，长期下去很容易引起腰背疼痛。同时，睡软床因肌肉不能获得充分放松，久而久之，也会影响性爱时肌肉的力量。

性爱中，腰背部的肌肉力量很重要，尤其是男性，采用男上女下和侧卧位姿势时，男性主要靠腰、腿部力量帮助控制性爱力度。腰部一旦受损，很容易影响性爱动作。

支招 床垫软硬要适度，一般以躺在床上身体各部位感觉妥帖、腰部能得到良好支撑为宜。此外，没有噪音、床较大、床品整洁等，也有助于提升性生活质量。

2. 枕头高：影响勃起度

我们常说“高枕无忧”，但日本睡眠研究者通过对近百位不同年龄的已婚者进行的调查发现，枕头太高，会影响性功能。

首先，长期枕过高的枕头，容易导致脑部血液循环不畅，使脑垂体分泌性激素的功能下降，从而影响性欲。其次，枕太高的枕头，容易使心脏受到压迫，影响血液循环，而长期血液供给不足的话，很容易使男性产生勃起功能障碍。再次，枕高枕头会影响颈椎健康，严重时还会影响性兴奋的神经传导，进而降低性敏感度，引发性冷淡。最后，枕高枕头容易使气管不通畅，加重打鼾，导致体内缺氧，影响双方睡眠质量，对性功能也会造成不良影响。

支招 根据自己的身高、体形选择高度合适的枕头。以头与躯干保持水平为宜，即仰卧时枕高一拳，侧卧时枕高一拳半。

枕头的长度最好比肩膀宽一些，过小的枕头也会影响睡眠质量。材质上，可以选择软一点的棉质枕头，枕上去后枕头要有收缩弹性。

3. 趴着睡：损伤生殖器

在所有睡眠姿势中，趴着睡是最不利于健康的。

男性在床上趴着睡，会压迫阴囊，刺激阴茎，容易造成频繁遗精，影响正常工作和生活；还会使阴囊温度升高，对精子生长不利。女性在床上趴着睡，很有可能导致乳房畸形。

午休时分也不能松懈，在办公桌上趴着休息会压迫颈动脉，造成交感神经功能障碍，大脑缺血、缺氧，出现头痛、头晕等症状，进而影响性欲。

支招 睡眠姿势以舒适自然最为适宜。性生活后，男性可从女性身后环抱着她入睡，这样既能使双方身体充分接触，又不会压迫心脏，还有利于增进感情和提高睡眠质量。如果双方都比较疲惫，背对背侧卧睡也是不错的选择。

4. 睡太晚：当心性早衰

随着生活逐渐多元化，“夜猫子”一族越来越多。调查显示，超过 80% 的成年人有晚睡的习惯，其中近 70% 的人因此出现了健康问题。

熬夜对健康有诸多危害，容易导致抵抗力下降、记忆力下降、内分泌失调、肠胃问题等。

从两性关系角度来看，熬夜会让很多年轻人变得“性早衰”，以至二三十岁的年轻人，性能力还赶不上五六十岁的中老年人。

对男性而言，睡得太晚会导致清晨无勃起，性生活时也缺乏激情，性爱持久度低，平时总是无精打采。对女性而言，熬夜会使阴道缺乏润滑，性爱时变得迟缓，皮肤、身材逐渐变差，从而降低性自信。

支招 睡眠时间要规律，尽量在 11 点前入睡，睡觉前尽量不要玩手机、看电视等。用睡眠维持旺盛的性能力，最佳状态便是保持每天 7~8 小时的睡眠时间，晚睡者也要保证全天睡眠时间至少达到 6 小时。

一些性爱专家建议裸睡，认为这样不仅能使人体更放松，还有利于增强身体免疫能力。裸睡就像是泡温泉，能最大限度地消除疲劳。

5. 睡太久：降低性欲望

睡不够伤身，睡得太久也会降低性欲，《黄帝内经》中便有“久卧伤气”的说法。

长时间躺着休息或睡眠，不进行肢体活动，容易使人出现气虚的症状。

睡太久，人体血液循环失去了原有的规律，心跳减慢，血流减慢，就会越睡越懒，使人精神萎靡不振、身倦乏力、心悸、气短、性欲降低，甚至还可能导致性功能紊乱或引发性冷淡。

支招 不要长时间“补觉”，如果因为睡眠时间过长而出现不适，可通过适当的体育锻炼，如快走、慢跑等来促进血液循环，帮助恢复活力。此外，长时间睡眠后不宜立即进行性生活，最好先喝点水，吃点东西。

熬夜，透支你的性生活

一个暴击深夜党的事实是：“性福”的人基本不熬夜。如果你长期熬夜，睡眠不足，那在“性”这件事上分分钟就会让你付出代价。所以，想要“睡”得好，就要睡眠好。

睡够才有性欲望

数据显示，79% 的男性表示在睡醒之后更容易有性冲动。男性在睡眠时阴茎会勃起，含氧血液进入性器官进行营养补给，让男性在睡醒后更容易想到性。

超过 40% 的女性表示，如果睡眠不好，她们会更容易对爱人发脾气，也没心情进行性生活，二人出现矛盾的概率也会更高。

睡足 6 小时，性爱更尽兴

与平均每天睡眠不足 6 小时的人相比，每天睡眠在 6 小时以上的夫妻性爱次数会更多，感情满意度也会更高。睡不够 6 小时，性生活出现问题的概率也更高。而每天睡眠时间在 7~8 个小时的伴侣，有 78% 的人表示他们对自己的性生活非常满意。

男人：熬夜性功能最受伤

男科医生通常会问勃起不良的患者“最近一段时间晨勃怎么样”，因为晨勃是男性性健康的风向标之一，只有当阴茎得到充分休息后，才会在早间积极“摇旗呐喊”。而长期熬夜或睡眠不好就会打破这一生理规律，让阴茎长期处于疲惫状态，久而久之，男性勃起功能就会变差，性欲也会降低。

从中医学角度讲，亥时睡觉最养性。亥时也叫“人定”，即夜已深，人们需要在亥时停止活动，安歇睡觉。亥时是十二时辰中的最后一个时辰，相当于现在的晚上 9~11 点，此时人体的阴气越来越重，阳气越来越弱，需要休息以生阳。

如果你一定要熬夜，记得睡前避免做一些让自己过度兴奋的活动，如健身、喝咖啡、玩手机等。

女人：分分钟熬出妇科病

女性如果长期熬夜，再伴有各种不良的生活习惯，会增加患以下疾病的风险：

（1）妇科炎症

由熬夜引发的妇科病中，以阴道炎、宫颈炎和盆腔炎最为普遍。

除了不熬夜，规律睡眠之外，还应努力做到饮食清淡、生活规律、勤换内裤，每日用干净的温水清洗外阴并保持身体干燥洁净。严重者不要擅自处理，应及时到医院接受正确治疗。

（2）子宫肌瘤

极不规律的工作生活、不良的生活环境和生活方式、盲目减肥等，会扰乱体内激素的正常代谢，最终诱发子宫肌瘤。

女性如发现月经变化、白带增多、腰腹有疼痛感、下腹有质硬不平的包块、膀胱有压迫感等症状时，必须提高警惕，及时到医院诊治。

（3）月经不调

长期熬夜会让人情绪变差，再加上经常吹空调、不注意饮食调理等不良生活习惯，会使女性雌激素分泌紊乱，从而导致月经不调。

（4）乳腺疾病

熬夜容易影响乳腺健康，最常见的是会导致乳腺小叶增生。

乳腺自检可帮助你及早发现乳腺病变：在月经来潮后第7至10天，对着镜子仔细观察自己两侧乳房是否对称，乳头是否内陷或抬高，乳房皮肤是否存在局部凹陷或其他异常；仰卧于床上，两手分别触摸对侧乳房和腋窝，检查有无异常硬块。

生活中一定要注意调节情绪，及时释放压力，养成规律生活的好习惯。

裸睡就像泡温泉

裸睡是一个能让你每天保持良好情绪的好方法。当我们脱光衣服，钻进柔软的被窝，我们会感到压力与疲惫都渐渐散开，每一寸肌肤都舒展开来，内心也会充满了平静的幸福感。裸睡其实有与泡温泉一般的健康疗效。一些性爱专家认为，裸睡能让人体更放松，可以最大限度地消除疲劳。

疗效一：促进血液循环

裸睡能减少衣物给人带来的束缚感，使血液循环更加通畅。经常手脚冰凉的人偶尔尝试一次裸睡，会感到温暖、舒适，并能很快入睡。

疗效二：治疗失眠

北海道有个村庄，所有居民都有裸睡的习惯，且几乎无人失眠。潜心研究裸睡问题的日本医生指出，裸睡有助于调节神经压力，消除疲劳，放松肌肉的紧绷感，使人进入深层次睡眠，对失眠的人有一定的安抚作用。

疗效三：减压、祛痛

裸睡好比泡温泉。除去衣物后，皮肤血流量会增加，身体产生的热气会自然散发出来，包裹在四周，让人体自我保护能力得到提高。这种“无拘无束”的感觉能使人身心放松，缓解日间因为紧张而引起的疾病和疼痛，有痛经、肩颈腰痛的人不妨一试。

疗效四：改善便秘

裸睡对改善紧张性疾病也很有效果，特别是能使腹部内脏、神经系统方面的紧张状态得到消除，对慢性便秘、慢性腹泻等都有较好的效果。

疗效五：美容

没有衣服的隔绝，裸露的皮肤能够吸收到更多的养分，使呼吸更通畅，加快新陈代谢的速度，有利于皮脂排泄和再生，让皮肤给人一种通透的感觉。

裸睡是最好的“春药”

事实上，裸睡不仅有益于健康，还能提高你的性生活质量。我们来看看裸睡对爱爱的 10 大好处。

1. 使你散发出诱人的气味

裸身睡在爱人身边，你的身体会自然释放出一种好闻的味道，这能大大激发对方的性欲，女性对这种味道更为敏感。

2. 方便肌肤相亲

一丝不挂地躺在床上，身体更容易相互接触，性欲自然也会更高涨。不过，也有性学家认为，长期赤裸相对容易使性生活的新鲜感和神秘感消失，因此要适当调节，例如穿件性感轻薄的情趣内衣等。

3. 保护男性睾丸，帮助勃起

男性裸睡可以让睾丸温度下降，增加勃起概率，提升精子质量。研究发现，形成裸睡习惯后，男性在性方面会更加活跃，出现勃起功能障碍的概率也会有所下降。

4. 让女性私处更健康

女性阴部常年湿润，容易加速霉菌、病菌繁殖，而裸睡有助于增加私处通风透气的机会，能大大降低霉菌感染等妇科疾病的风险。

5. 增加快乐激素，提升性爱激情

睡觉时穿得太多或太厚会影响血液循环，阻止体内快乐激素的分泌，而裸睡则能提升体内内啡肽的水平，让人的心情变得更加舒畅。调查显示，裸睡能让人在性爱时更有激情，变得更主动。

6. 增强性自信

“裸睡将教会你如何爱自己”，这是美国裸睡者协会的一句口号。如果一个人对自己的身体不自信，那么在性爱时就会容易分神。裸睡能帮人学会欣赏自己的身体，让人感觉自己更性感，从而使人自信心倍增。

7. 增加高潮概率

裸睡能给人带来无拘无束的感觉，可以使人身心放松，缓解日间因为紧张而引起的不适。在身体放松的情况下，女性会更容易达到性高潮。

8. 让清晨爱爱更易发生

裸睡能带来深度睡眠，减少失眠情况，让人早上更加神清气爽。裸睡的男性早上更易晨勃，发生清晨性爱的概率也会随之上升。

9. 让面容变性感

裸睡时，体温微降有助于身体完成各项机能的修复。另外，裸露的皮肤

可吸收更多养分，促进新陈代谢，有益于皮脂和汗液分泌，使皮肤和头发更加健康性感。

10. 让卧室环境变温馨

喜欢裸睡的人，更愿意把自家的卧室打造成令人向往的爱巢，也更倾向于选择干净、蓬松、质地讲究的床上用品，让人一回到家就想和爱人去卧室里亲热一番。

这样裸睡才健康

首先，要有一个相对私密、独立的环境。床具的软硬度要适中，床单、被罩应勤于换洗，并要经常拿到阳光下曝晒，保证其干净、蓬松。床单、被褥的质地也要讲究，以舒适、柔软、透气的面料为宜。

其次，裸睡时一定要注意保暖，适时调节卧室的温度和湿度。一般来说，室温在 22~23℃最佳，这样可以避免受凉和出汗。夏天开空调或冬季室温较低时，尤其要注意保护裸露的肩部。

最后，上床睡觉前应清洗私处，并勤洗澡。因为裸睡时皮肤会直接暴露在环境中，灰尘和虫螨可能会引起皮肤过敏，也可能会诱发哮喘，所以体质不佳的人应该慎选裸睡。另外，有泌尿系统感染的人，也不宜裸睡。

附 录

Appendix

《生命时报》两性健康版专家顾问

（以姓氏首字母排序）

鲍身涛　北京中医药大学第三附属医院男科主任医师

蔡　雁　哈尔滨医科大学附属第四医院妇产科主任医师

陈　卓　南京市中西医结合医院泌尿外科主任

丁晓萍　火箭军总医院妇产科主任医师

丁　新　首都医科大学附属北京妇产医院产科主任医师

方　俊　北京大学医学部性学研究中心研究员

郭　军　中国中医科学院西苑医院男科主任

胡佩诚　北京大学医学部医学心理学教授

胡廷溢　南方性学研究所所长

黄　峥　中国科学院心理研究所副教授

姜　辉　北京大学第三医院泌尿外科主任医师、男科主任

李海松　北京中医药大学东直门医院男科主任

李宏军　北京协和医院泌尿外科主任医师

李惠丽　婚恋专家、国家二级心理咨询师

刘德佩　南京市中西医结合医院妇产科主任

吕伯东　浙江中医药大学附属第二医院男科主任医师

马　乐　首都医科大学附属北京妇产医院泌尿外科主任

马晓年　清华大学玉泉医院性医学科主任医师

穆大力　中国医学科学院整形外科医院副主任医师

彭晓辉　华中师范大学生命科学学院人类性学教授

阮志忠　南京市中医院针灸科主任中医师

沈　扬　北京大学第三医院神经内科主任医师

孙丽芳　北京积水潭医院妇科主任医师

孙丽君　首都医科大学附属北京佑安医院感染中心性病艾滋病门诊主任

唐文豪　北京大学第三医院男科副主任医师

王素美　首都医科大学附属北京朝阳医院妇产科主任医师

王　义　北京大学首钢医院泌尿外科主任医师

王志启　北京大学人民医院妇科主任医师

翁治委　广州中医药大学第一附属医院生殖医学科主治医师

魏丽惠　中国医师协会妇产科分会副会长、北京大学人民医院妇科教授

吴　昊　首都医科大学附属北京佑安医院感染中心主任

杨淑霞　北京大学第一医院皮肤科主任医师

于红娟　南京市中医院妇科主任中医师

张　瑞　黑龙江中医药大学附属第二医院男科主任医师

张璐芳　北京大学第三医院妇产科主任医师

张志超　北京大学第一医院男科中心主任医师

周　琦　首都医科大学附属北京妇产医院妇科主任医师

朱　兰　北京协和医院妇产科主任医师

朱　梅　首都医科大学附属北京中医医院妇科主任医师

祝卓宏　中国科学院心理研究所教授

FONGHONG
凤凰联动出品